DE
L'HYPOCHONDRIE
ET DE
L'HYSTÉRIE;

PAR M. GEORGET.

(ARTICLES INSÉRÉS DANS LE ONZIÈME VOL. DU DICTIONNAIRE DE MÉDECINE.)

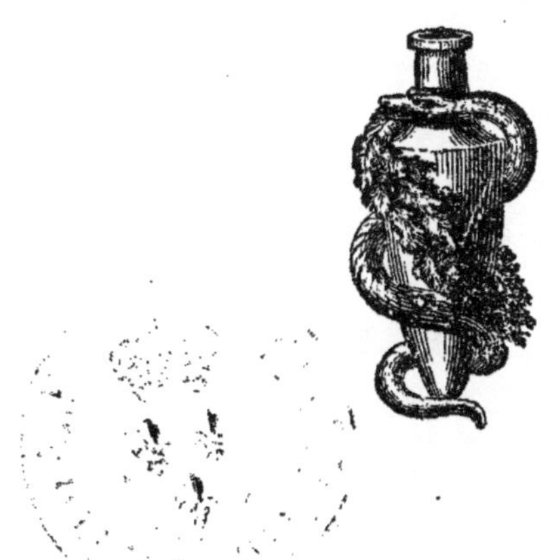

PARIS,

DE L'IMPRIMERIE DE RIGNOUX,

RUE DES FRANCS-BOURGEOIS-S.-MICHEL, N° 8.

M. DCCC XXIV.

DE

L'HYPOCHONDRIE.

HYPOCHONDRIE, *hypochondria*, de ὑπὸ sous, et de χόνδρος cartilage; ce mot signifie, d'après son sens étymologique, une maladie des organes situés dans les hypochondres. L'on est trop peu d'accord sur le siége et la nature de l'hypochondrie, pour que nous cherchions à en préciser ici les caractères principaux par une définition. Nous préférons commencer l'histoire de cette maladie par l'exposé des phénomènes divers qui signalent son existence.

I. Les symptômes de l'hypochondrie sont extrêmement nombreux et variés; il n'est presque aucune partie du corps qui ne soit le siége de quelque souffrance, de quelque trouble, surtout si l'on étudie la maladie sur un certain nombre d'individus : la tête, la poitrine, l'abdomen, les parties extérieures sont tour à tour ou en même temps accusés par les malades de recéler différentes causes de gêne, de désordres, de douleurs, d'affections diverses. La tête est le siége d'une foule de sensations pénibles et douloureuses; les malades se plaignent d'y ressentir des douleurs violentes plus ou moins étendues, des malaises, des chaleurs, des pesanteurs, des serremens, des compressions, des fourmillemens, des battemens, des bouillonnemens, des frémissemens; ils entendent dans l'intérieur du crâne des bruits singuliers, des sifflemens, des détonations, de la musique, le murmure d'un ruisseau, etc. Parfois la circulation capillaire de la tête est activée, la chaleur et la rougeur de cette partie sont augmentées. Le sommeil est le plus souvent difficile, de peu de durée, troublé par des rêves, des accès de cauchemar, interrompu par des reveils en sursaut, par des bruits extraordinaires dans la tête; quelques malades ne dorment jamais ou presque jamais; quelques-uns dorment assez bien. Les sens présentent en général une grande susceptibilité; toute impression un peu vive, quelquefois même légère, cause de l'agacement, du malaise, de la contrariété, des douleurs de tête; le bruit, la lumière vive, les odeurs fortes, le froid, la chaleur, les variations de la température, l'état électrique de l'atmosphère, causent des malaises et des souffrances; les malades eprouvent des tintemens, des bourdonnemens, des sifflemens dans les oreilles; ils sont sujets à des éblouissemens, des étourdissemens, des vertiges; ils offrent des dépravations de l'odorat et du goût; quelques-uns flairent avec plaisir les odeurs les plus désagréables et savourent avec délices des corps que tout le monde trouve détestables à goûter. Ces malades ont en général l'humeur très-inégale; ils passent presque sans motif de la crainte à l'espérance, de la gaieté à la tristeste, des emportemens à la douceur, des ris aux pleurs; beaucoup sont timides, pusillanimes, craintifs, ombrageux, irascibles, inquiets, défians, difficiles à vivre, tourmentant et fatigant tout le monde; ils sont faciles à émouvoir, un rien les contrarie, les agite, leur cause des craintes, des tourmens, des terreurs paniques, des accès de désespoir. La plupart présentent un changement très-marqué dans leurs affections; les motifs les plus légers les font passer de l'amour à l'indifférence ou à la haine. L'état de leur santé, surtout, les inquiète beaucoup; à la moindre douleur, au plus faible accident, ils se croient dans le plus grand danger. Le travail de l'esprit est difficile, rend la tête chaude et douloureuse; beaucoup de malades se plaignent d'avoir les idées lentes et peu liées, ou rapides et confuses; d'éprouver des espèces d'absences d'idées, de mémoire, ou une exaltation dans la pensée qui les fatigue beaucoup. Ils éprouvent une succession rapide d'idées et d'émotions les plus diverses, sans que la volonté puisse les maîtriser ou les diriger. Ils se plaignent de tomber dans des états de faiblesse extrême, d'anéantissement; ils disent alors qu'ils ont des agonies, de faibles attaques d'apoplexie. Ils emploient les expressions les plus exagérées pour peindre le mauvais état de leur intelligence et les souffrances qu'ils ressentent dans la tête; leur maladie est nouvelle, extraordinaire, inconnue, incurable et des plus dangereuses; ils ne guériront jamais, ils perdront tout-à-fait la tête, ils deviendront stupides et maniaques, ils tomberont en apoplexie : Je n'ai plus d'idées, vous dira l'un de ces infortunés d'un ton lamentable, je ne saurais penser, je n'ai plus de mémoire, un voile sépare mon intelligence des impressions faites sur mes sens; je suis sans courage, sans volonté; j'ai le cœur desséché, désorganisé, pétrifié, mes parens et mes meilleurs amis me sont indifférens; j'ai le cerveau comprimé, inondé de sérosité; j'éprouve des douleurs horribles, ma santé est délabrée, les médecins ne comprennent rien à ma maladie, je ne puis survivre long-temps à de pareils maux, je mourrai subitement dans un état de crise effroyable; la mort est mille fois préférable à une pareille existence, à des maux si cruels, à un état aussi humiliant; je me tuerai : tel est leur dernier mot. Un malade, dont parle M. Louyer-Villermay, dit que son corps est un foyer ardent, ses nerfs des charbons embrasés, son sang de l'huile bouillante, qu'il souffre le martyre. Un autre, dont Pomme raconte l'histoire, disait avoir le cerveau noué, pâteux, aplati, encloué, somnoleux, vide, plein, sec, aqueux, frémissant, pierreux. Les hypochondriaques parlent souvent du dégoût qu'ils ont pour la vie, du désir qu'ils ont de la mort, et avec cela ils recherchent avec empressement les conseils de la médecine; ils lisent avec avidité les livres de l'art; ils écoutent les commères; ils ont recours à toutes les recettes qu'ils trouvent vantées; ils prennent des précautions infinies pour s'empêcher de souffrir; ils consultent sans cesse, et s'adressent à chaque instant à de nouveaux médecins; mais ils se dégoûtent des remèdes aussitôt qu'ils en ont fait usage. Ils craignent tellement de souffrir et sont si pusillanimes, qu'ils ne commettent presque jamais sérieusement aucun acte de suicide. Mais ce qui fait beaucoup de mal à ces infortunés, et ce qui suffirait quelquefois pour les porter à prendre une funeste détermination, c'est de les traiter de *malades imaginaires*, de leur répéter sans cesse qu'ils s'écoutent trop; qu'ils manquent de volonté et de courage; que s'ils voulaient ils chasseraient l'ennui et la tristesse; qu'ils ne se contrarieraient point pour les motifs les plus légers, et se livreraient à leurs occupations habituelles. Ces reproches sont très-mal fondés, et ces conseils fort inutiles; les uns et les autres irritent les malades, les désespèrent et leur donnent des paroxysmes. Les hypochondriaques souffrent réellement et beaucoup; et les désordres de leurs facultés sensitives ne sont que trop positifs.

Les malades éprouvent quelquefois au col des resserremens spasmodiques, des sentimens d'étranglement, la sensation d'un corps étranger qui comprime les conduits aériens et distend les parties environnantes ; ils sont quelquefois pris de constrictions du thorax, d'oppression, de dyspnée, de suffocations, d'étouffemens ; ils ne peuvent supporter des vêtemens qui serrent la poitrine : on en voit même à qui le poids du drap seul cause des angoisses insupportables. Presque tous, pour ne pas dire tous, éprouvent des palpitations de cœur plus ou moins violentes, quelquefois douloureuses ; chez quelques-uns le cœur bat avec une telle force, qu'il soulève avec violence la paroi thoracique de la région précordiale. Le pouls est très-variable, tantôt fort, tantôt petit ; fréquent dans un moment, lent dans un autre, quelquefois intermittent. Le conduit alimentaire présente la langue naturelle, ou légèrement chargée d'un enduit jaunâtre le matin ; quelquefois une excrétion abondante de salive ; souvent une digestion lente, douloureuse, avec un sentiment de chaleur et de gonflement à l'épigastre, des rapports acides, des rots, des angoisses, des chaleurs qui montent à la tête, l'afflux du sang vers cette partie, de la céphalalgie, quelquefois des vomissemens, et à la fin des gargouillemens et des borborygmes ; l'appétit est variable, il est diminué ou nul chez les uns, augmenté ou boulimique chez les autres ; la soif est rarement considérable. Presque tous les malades éprouvent une constipation habituelle et opiniâtre ; ils vont rarement et difficilement à la selle ; ils se plaignent de chaleurs d'entrailles, quelquefois d'une sensibilité très-vive dans l'abdomen, de battemens du tronc cœliaque ; ils rendent quelquefois des matières glaireuses. Dans les paroxysmes, l'urine est souvent ténue et limpide ; M. Vauquelin y a trouvé de l'acide rosacique. Des malades sont sujets aux hémorrhoïdes. Le flux menstruel est régulier dans beaucoup de cas ; irrégulier, diminué, difficile ou supprimé dans beaucoup d'autres : l'époque des règles est ordinairement marquée par du malaise, des maux de tête, quelquefois par un paroxysme. Beaucoup de femmes sont incommodées par des flueurs blanches abondantes ; quelques-unes éprouvent des chaleurs, des démangeaisons, des douleurs dans les parties génitales. Ces différens désordres sont rapportés par les malades aux affections les plus graves ; ce sont des anévrysmes du cœur, des cancers de l'estomac, des gastrites, des phthisies, des tumeurs, des hydropisies, la syphilis, etc.

La physionomie des hypochondres est très-mobile ; d'un moment à l'autre elle annonce la santé et un état de souffrance, le bonheur et la tristesse, elle est pâle ou jaunâtre, et animée des couleurs les plus vives; elle porte une empreinte profonde des diverses émotions qui agitent ces malades. Ils pleurent avec une grande facilité, et l'écoulement abondant des larmes les soulage presque toujours. Dans un très-grand nombre de cas, l'embonpoint n'est pas diminué, la coloration de la face est naturelle, la peau ne présente aucun changement; ce n'est pas sans étonnement que l'on voit des hypochondres gros et frais se plaindre des plus horribles souffrances, dire qu'ils dorment peu et mal, qu'ils digèrent difficilement, et qu'ils éprouvent des flatuosités après le repas; qu'au moindre excès de travail et à la plus légère contrariété, ils ressentent des angoisses et des spasmes dans le ventre. Beaucoup sont cependant amaigris, ont le teint décoloré, la peau de la face pâle, jaunâtre, rugueuse, boutonneuse, dartreuse; beaucoup ont la peau habituellement sèche et ne suent que difficilement; quelques-uns sont sujets à des sueurs locales dans différentes parties du corps. Les tissus sous-cutanés, les membres, sont le siége de douleurs vagues, d'alternatives de chaud et de froid, de fourmillemens, d'engourdissemens, de sensations singulières, variées, erratives; les malades sont fatigués par des crampes, des raideurs convulsives; ils se plaignent d'éprouver un état de faiblesse générale qui les empêche de prendre de l'exercice; ils disent qu'ils ne sentent plus telle ou telle partie; quelquefois ils sont pris instantanément de paralysies locales peu durables; une fois la voix est éteinte, une autre fois il y a hémiplégie, une troisième il y a difficulté ou impossibilité de se servir des mains, des pieds, d'un bras, d'une jambe, etc. Les sens présentent quelquefois des troubles analogues.

Mais ce qui caractérise particulièrement l'affection singulière que nous étudions, ce sont la multiplicité, la variété et la mobilité des désordres accusés par les malades; ce sont les souffrances excessives dont ils se plaignent sans cesse mises en opposition avec le peu de danger de leur état et les apparences extérieures d'une santé presque toujours assez bonne, souvent même d'une santé florissante.

II. Tout ce qui tend à exciter et à développer excessivement les facultés sensitives et morales de l'homme prédispose à l'hypochondrie. Une constitution nerveuse et mélancolique originaire, une disposition héréditaire aux maladies mentales; les climats chauds, les professions qui exigent une attention soutenue, qui exercent outre mesure les facultés de l'esprit; l'oisiveté, l'habitude des impressions vives et variées, les veilles; l'âge où les passions agitent le plus le cœur humain, une mauvaise éducation, les excès de la masturbation ou des plaisirs vénériens; toutes ces circonstances sont très-favorables au développement de cette maladie. Sa fréquence, ainsi que l'a très-bien dit M. Louyer-Villermay, est, jusqu'à un certain point, en raison directe du développement de l'esprit humain et des progrès de la civilisation; c'est parmi les hommes de lettres, les citoyens livrés aux travaux assidus du cabinet, les artistes, les poëtes; parmi les littérateurs les plus distingués, et surtout au mileu des personnes douées de l'imagination la plus ardente, ou de la plus vive sensibilité, qu'elle choisit de préférence ses victimes. L'hypochondrie survient rarement chez les vieillards et les enfans, chez les cultivateurs, les militaires, les artisans; on l'observe surtout dans la jeunesse et l'âge viril, dans les grandes villes, chez les riches; les personnes mal élevées, qui ont été ce qu'on appèle des *enfans gâtés*, et dont l'esprit dominateur ne peut supporter la moindre contrariété, y sont surtout sujettes. L'Angleterre est peut-être le pays où l'on voit le plus d'hypochondriaques; ce qui est dû principalement à l'activité prodigieuse de l'esprit dans ce pays, aux tourmens qu'y fait naître le développement de l'industrie, aux fortunes rapidement acquises dans le commerce par une foule d'individus qui passent ensuite leur vie entière dans le désœuvrement et les excès de toute espèce.

Les causes excitantes de l'hypochondrie les plus ordinaires sont les chagrins profonds, un état habituel de tristesse, les contrariétés sans cesse renaissantes, les excès d'étude, les veilles opiniâtres, la jalousie, la crainte d'être affecté de maladies dangereuses, la frayeur, le passage d'une vie active à un état d'oisiveté complet, l'ambition déçue, la perte de la beauté et la succession des années chez quelques femmes, les excès de la masturbation et des plaisirs vénériens. Les auteurs ajoutent à ces causes la plupart de celles des autres maladies, telles que les suppressions d'hémorrhagies, d'exanthèmes, d'écoulemens divers; l'abus des liqueurs spiritueuses, du thé, du café; les excès de table, etc. Mais premièrement, il est facile de remarquer que ce n'est point parmi les individus qui font abus des boissons alcoholiques que l'on observe en général les hypochondriaques; ainsi les militaires, les ivrognes de profession, les artisans, les malheureux qui ne mangent que de mauvais alimens, ne deviennent point hypochondriaques; c'est au contraire dans les classes élevées de la société, parmi les gens de lettres, les femmes oisives, que cette maladie est surtout fréquente; et depuis long-temps l'ivrognerie est fort rare dans ces classes d'individus. On a beaucoup accusé le thé et le café, que quelques-uns ont appelés des boissons chaudes, lorsque l'usage commença à s'en répandre; mais ces agens ne produisent d'effets que sur les systèmes nerveux irritables ou déjà malades, et nullement sur ceux des individus livrés à des travaux pénibles. Secondement, sur trente-six faits particuliers cités par M. Louyer-Villermay (*Traité des maladies nerveuses*), nous avons trouvé les causes suivantes: chez vingt-deux la maladie a été causée par des affections morales pénibles (pag. 226, 304, 360, 374, 400, 426, 430, 443, 457, 460, 465, 467, 498, 502, 522, 555, 559, 612, 638, 705, 711, 715); chez huit elle provenait d'excès d'étude (pag. 387, 417, 449, 464, 518, 581, 597, 633); chez deux elle était le résultat du passage d'une vie active à l'oisiveté (pag. 398, 684); deux autres avaient été saisis par une frayeur (pag. 524, 559); une dame avait été saisie par le froid (pag. 680); enfin une demoiselle était primitivement douee d'une grande vivacité d'esprit jointe à uue imagination ardente et très-mobile (page 557). Comme on le voit, ce relevé ne s'accorde guère avec ces descriptions générales, faites le plus souvent d'après des idées préconçues sur le siége et la nature de la maladie, ou suivant la méthode ordinaire qui consiste à énumérer un certain nombre de causes, presque toujours les mêmes pour toutes les maladies. Troisièmement, enfin, sur un très-grand nombre de malades que nous avons observés avec soin, nous avons toujours reconnu ces mêmes influences comme causes excitantes de l'hyponchondrie.

III. Dans quelques cas, le développement de l'hypochondrie suit promptement l'action de causes violentes, telles qu'un chagrin profond, une frayeur vive, etc. Dans le plus grand nombre des cas, l'influence des causes est longue, et la santé ne s'altère sensiblement qu'au bout de plusieurs mois ou de quelques années. Les malades se plaignent pendant long-temps d'éprouver une grande susceptibilité nerveuse, des chaleurs et des douleurs à la tête, des insomnies, des palpitations, de la constipation, surtout lorsqu'ils se livrent au travail du cabinet, ou qu'ils éprouvent des contrariétés. Ces légers accidens se manifestent chez beaucoup de personnes douées d'un tempérament nerveux ou d'une grande irritabilité de ce système, chez la plupart des gens de lettres. L'hypochondrie est plus souvent qu'on ne pense le résultat presque inévitable d'une constitution primitivement détériorée, soit par une influence héréditaire, soit par une mauvaise éducation. Si on remonte à une époque antérieure à l'invasion de la maladie, on trouve souvent que les malades étaient très-susceptibles, capricieux, colères, impressionnables, sujets à des accès passagers de tristesse sans sujet, à des terreurs paniques, des migraines et autres accidens nerveux.

M. Louyer-Villermay a divisé le cours de l'hypochondrie en trois degrés : dans le premier, les désordres ne se manifestent que dans les viscères de l'abdomen ; dans le second, ils s'étendent aux organes thoraciques, et un peu à la tête et aux membres ; dans le troisième, le trouble des fonctions cérébrales est prédominant. Cette division n'est pas fondée ; elle ne repose que sur l'opinion de l'auteur, relative au siége de la maladie. Nous avons souvent observé les variétés suivantes : 1° tantôt les accidens ne subsistent qu'autant que la cause exerce son influence ; si cette influence vient à cesser, le malade n'éprouve plus aucun trouble, et, aussitôt qu'elle recommence, les désordres renaissent. Une foule de ces malades ont à peine suspendu les occupations qui les fatiguent et les tourmentent, mis le pied dans une voiture pour faire un voyage, qu'ils ne se ressentent plus des maux dont ils se plaignent depuis nombre d'années. Mais d'autres fois la maladie est indépendante de sa cause ; celle-ci n'a eu qu'une influence passagère, et a laissé des désordres permanens. 2° Tous les symptômes que nous avons énumérés ne s'observent point en même temps, ni chez le même individu, ni à toutes les périodes de la maladie, ni dans tous les instans. Tous les malades ont les fonctions cérébrales plus ou moins affectées. Mais, après cela, chez les uns les désordres gastro-intestinaux sont plus intenses, et chez d'autres ils sont légers et nuls ; chez les uns les palpitations sont fortes et fréquentes, les serremens de poitrine très-incommodes, et chez d'autres les organes thoraciques sont à peine le siége de quelques phénomènes. Les troubles des différens organes s'influencent et s'aggravent réciproquement, ou bien se succèdent alternativement, souvent par la seule influence de l'imagination du malade. Hier il se plaignait du dos, aujourd'hui il se plaint de l'estomac, demain il se plaindra du cœur ou du poumon, ou seulement de la tête, ou des membres. S'il lit un livre de médecine, s'il entend parler d'une maladie, soudain il est affecté de cette maladie; et, ce qui est bien positif, c'est que le centre sensitif perçoit réellement les douleurs et les angoisses indiquées par les malades. 3° L'hypochondrie présente, dans son cours, des exacerbations, des paroxysmes; quelquefois même ce sont de véritables accès séparés par des intermissions complètes et plus ou moins longues. Les exacerbations durent quelques heures, et sont marquées par une augmentation des souffrances, par des chaleurs et des douleurs à la tête, l'injection des capillaires de la face, de l'oppression, des palpitations, des chaleurs et des *spasmes* dans le ventre, du malaise, un état d'angoisse, de tristesse, de mauvaise humeur, de nullité intellectuelle et morale; c'est alors que les malades parlent sans cesse du désir qu'ils ont de mourir. Les exacerbations sont ordinairement provoquées par quelque cause, soit une application soutenue, des contrariétés, l'impression du froid ou de la chaleur, etc. Les paroxysmes durent plusieurs jours, une semaine ou deux; ils sont caractérisés aussi par un état de souffrances plus considérables. L'hypochondrie intermittente n'est pas rare; dans le monde on lui donne plus particulièrement le nom de *vapeurs*. Entre les accès, les malades jouissent d'une bonne santé, sauf les incommodités que détermine si souvent la prédominance du système nerveux. Une dame, affectée de ces *vapeurs*, sent, pendant quelques jours, venir la tristesse sans sujet; elle n'a plus de force, elle a besoin de manger sans en avoir le désir, son sommeil est triste, sa volonté est nulle; elle ne peut chasser le malaise moral qui l'accable. L'accès est quelquefois marqué par une douleur vive sur un point, à la poitrine, à l'estomac, à la tête, etc.; elle se désespère, et croit sa mort inévitable; et tout cela se dissipe au bout de peu de jours, quelquefois un instant après avoir pleuré sur sa mort, qu'elle croyait très-prochaine. Après l'accès, l'esprit est plus actif et plus dispos qu'auparavant. 4° Nous croyons que le *spleen* ou la *maladie noire* des Anglais est le plus souvent une hypochondrie : mêmes désordres nerveux, chaleurs et douleurs de tête, chaleurs et douleurs d'entrailles, état habituel de tristesse, nullité de désirs, de volonté, d'intelligence, etc., d'où résultent le dégoût de la vie, la crainte de ne point guérir, le penchant au suicide, et quelquefois l'acte du suicide lui-même.

L'hypochondrie est ordinairement une maladie de longue durée. Dans un petit nombre de cas où elle est traitée à temps, et où l'influence des causes peut être entièrement détruite, la santé renaît promptement ; souvent alors, en quelques jours, le malade recouvre une santé parfaite. Mais, lorsque l'hypochondrie a persisté pendant des mois ou des années, qu'elle est passée, pour ainsi dire, en habitude, elle peut durer fort long-temps, poursuivre le malade jusque dans un âge avancé ; lors même que les malades recouvrent la santé, ils conservent presque toujours un état nerveux qui les rend très-impressionnables et sujets à quelque accès d'hypochondrie, pour peu qu'ils s'écartent de leur régime habituel, qu'ils fassent un excès d'étude ou qu'ils éprouvent des émotions un peu fortes.

L'affection qui nous occupe présente, dans son cours, une foule de variations qu'il serait difficile de décrire ; les phénomènes varient d'un instant à l'autre ; les causes les plus légères produisent des changemens considérables, suivant le dire des malades ; ce qui plaît et soulage dans un instant, ennuie et fait souffrir dans un autre ; la vue d'un objet, une odeur, un bruit léger, le froid, la chaleur, un verre de boisson innocente pris trop vite, un peu d'exercice, une légère contrariété, une lecture de quelques instans, un aliment, un médicament, etc., chacune de ces choses peut augmenter les souffrances de l'hypochondriaque. L'époque menstruelle est ordinairement, comme nous l'avons dit, caractérisée par une augmentation des accidens.

Lorsque les malades ne peuvent supporter la plus légère quantité d'alimens sans être pris de vomissemens, on les voit tomber progressivement dans un état de maigreur et de marasme extrêmes ; les insomnies opiniâtres, les inquiétudes excessives peuvent produire le même résultat. Beaucoup de malades restent hypochondriaques pendant de longues années, durant toute leur vie, sans que les fonctions nutritives manifestent des désordres notables, pourvu qu'ils s'astreignent à un régime de vie sévère. Quoique l'intelligence soit souvent embarrassée ou promptement fatiguée, ils s'occupent de leurs affaires, ils se livrent même aux travaux du cabinet. Quelques malades finissent par perdre la raison, par devenir aliénés : c'est alors qu'ils s'imaginent que leurs organes sont *dissous* ou transformés, que leur sang est *décomposé*, que leurs souffrances sont causées par des *esprits* ou du *poison*, que leur esprit est à la disposition d'autrui; qu'ils sont haïs, méprisés, abandonnés, même de leurs proches et de leurs amis, qu'ils sont en butte à la calomnie, à l'injustice, menacés de perdre leur fortune ou la vie, etc.; cette terminaison est assez rare. D'autres succombent à des affections chroniques du cerveau, du poumon, du cœur, du conduit alimentaire, du foie, etc.; ce sont des apoplexies, des anévrysmes, des phthisies, des phlegmasies chroniques, des tumeurs, des squirrhes, des cancers, etc.; mais, en général, ces désorganisations se forment lentement, et les malades les portent des années avant de mourir : c'est ce qu'on appelait autrefois des *obstructions*. Du reste, l'hypochondrie est généralement si peu dangereuse, et les malades vivent si long-temps, qu'il est presque toujours fort difficile de suivre la marche de cette affection, la succession des désordres et le développement des altérations plus graves qui la compliquent ou lui succèdent. Ce point de son histoire est fort obscur, et mérite d'être étudié avec soin. Un fait assez singulier, c'est que les hypochondriaques sont peu sujets aux inflammations aiguës graves. Les précautions minutieuses que la plupart prennent pour la conservation de leur santé rendent-elles raison de cette circonstance ?

IV. L'ouverture des cadavres n'a point encore éclairé le siége et la nature de l'hypochondrie : il est même douteux que ce moyen d'investigation fournisse jamais la raison des désordres qui caractérisent cette maladie. Les malades n'en meurent point ordinairement; ils peuvent en être affectés pendant vingt ou quarante ans, sans que la santé en souffre beaucoup; et, comme on ne meurt pas de rien, on trouvera, dans les cadavres, des traces d'affections diverses qui pourront n'avoir aucun rapport avec la première, ou qui en auront été les suites éloignées, et même qui seront peut-être le résultat de l'action d'une foule de remèdes incendiaires dont beaucoup de malades usent sans ménagement toute leur vie.

Lieutaud expose ainsi les résultats de l'ouverture des corps : engorgemens et dilatations variqueuses des vaisseaux qui concourent à la formation de la veine-porte, dans presque tous les cadavres; on observe communément des obstructions, des squirrhes, des suppurations, des pouritures et des sphacèles au foie, à la rate, au pancréas, à l'épiploon, au mésentère, aux capsules atrabilaires. On a trouvé des pierres dans la vésicule du fiel, la rate gonflée, quelquefois monstrueuse ou petite; on l'a vue dure et comme pétrifiée; on a observé, dans un grand nombre de cas, le pylore squirrheux, l'estomac chargé d'une matière noirâtre et fétide, exactement dilaté, de même que le colon, des tumeurs anomales, tenant au mésentère ou à d'autres parties; la poitrine a montré des poumons desséchés, engorgés et adhérens aux parties voisines, le cœur sec et aride, adhérent au péricarde, l'hydropisie de ce sac, les ventricules du cœur contenant un sang noirâtre et épais, séreux et fétide, des concrétions polypeuses, ses valvules ossifiées, des abcès aux oreillettes, des ossifications et des anévrysmes à l'aorte; le cerveau a enfin présenté ses vaisseaux gorgés d'un sang noir et épais, des pouritures et des suppurations, des épanchemens séreux, sanieux, muqueux, des varices et des tumeurs au plexus choroïde, des ossifications à la dure-mère, etc.; sans parler des autres hydropisies et des maladies qui succèdent à l'hypochondrie. Cet exposé ne comprend pas moins que la presque totalité des altérations qui composent le cadre nosologique. Il en résulte nécessairement, ou que l'hypochondrie n'est point une maladie distincte, n'est qu'un effet d'une foule de causes variables, ou bien que son étude n'a point été dirigée suivant les principes qui pouvaient conduire à la découverte de la vérité ou prévenir l'erreur.

V. Il serait fastidieux de rapporter ici toutes les opinions qui ont été émises sur le siége et la nature de l'hypochondrie. Presque tous les auteurs ont placé le foyer de cette maladie dans les viscères de l'abdomen, et ont considéré l'affection du système nerveux comme secondaire; on a tour à tour accusé le vice des humeurs, l'influence de l'atrabile, le développement de vapeurs malignes, les obstructions des organes, la faiblesse de l'estomac, etc. Quant à l'affection du système nerveux, elle a été considérée comme étant le résultat de l'ataxie et de l'irrégularité des esprits animaux (Sydenham), de la tension spasmodique des nerfs (Hoffmann), de la sensibilité ou irritabilité du genre nerveux (Raulin), de l'éréthisme, du spasme et du raccornissement des nerfs (Pomme). Deux opinions partagent les médecins de nos jours. M. Broussais et ses partisans ne voient dans l'hypochondrie qu'une gastrite chronique, développée chez des sujets nerveux, et provoquant une irritation cérébrale secondaire. M. Louyer-Villermay, et avec lui un grand nombre de médecins, reconnaît pour siége primitif de l'hypochondrie les viscères abdominaux, spécialement l'estomac, affectés dans leur système nerveux ou leurs propriétés vitales, et surtout dans leur sensibilité organique, occasionant par sympathie le désordre consécutif de presque tous les organes, l'affection des facultés morales et intellectuelles. Suivant M. Broussais, l'hypochondrie est une *phlegmasie*, et, suivant M. Villermay, c'est une *névrose*. Pujol, dans son excellent travail sur les inflammations chroniques des viscères, considère les maladies nerveuses comme un effet symptomatique de l'inflammation lente du foie, du cerveau ou de l'utérus; suivant lui, l'hypochondrie est une hépatite chronique, quelquefois une encéphalite chronique, puisque l'on a trouvé sur des cadavres d'hypochondriaques des dilatations variqueuses, d'autres espèces d'engorgemens sanguins, des pouritures, des suppurations, des épanchemens sanieux et muqueux dans le crâne. Il ajoute qu'il a obtenu de nombreux succès d'un traitement basé sur cette manière de voir.

Nous avons combattu l'opinion générale qui place le siége primitif de l'hypochondrie dans les viscères adbominaux (*Physiologie et maladies du syst. nerv.*, tome II; 1821). Nous avons cru pouvoir démontrer, d'après nos propres observations et d'après les faits rapportés par les auteurs, 1° que les phénomènes caractéristiques de cette maladie appartiennent à la tête; 2° que les autres désordres ne sont pas constans; qu'ainsi on voit des malades dont le cœur n'éprouve point de palpitation, dont les organes digestifs ne présentent aucun dérangement notable, etc.; 3° que presque toutes les causes de la maladie exercent une influence directe sur les fonctions cérébrales; 4° que les agens de traitement les plus efficaces sont les moyens moraux. Nous en avons conclu que l'hypochondrie est une affection primitive du cerveau. Cette même opinion a depuis été soutenue et développée par le docteur Falret (*de l'Hypochondrie et du Suicide*, 1822). Il arrive cependant assez souvent que la maladie finit par avoir plusieurs foyers principaux; tantôt le cœur bat avec une force qui fait craindre une hypertrophie, et une influence secondaire sur le cerveau, bien propre à augmenter l'affection de ce dernier : tantôt l'estomac est d'une susceptibilité extrême, et ne peut supporter la plus petite quantité d'alimens ; les boissons les plus douces sont rejetées presque à l'intant : d'autres fois les malades se plaignent particulièrement de la région où se trouvent les intestins ; ils y ressentent par moment des chaleurs, des malaises, des spasmes, des douleurs, ils sont sujets à une constipation opiniâtre et douloureuse ; accidens auxquels ils atribuent l'état d'impatience, de tristesse, d'abattement qu'ils éprouvent : les poumons sont aussi quelquefois le siége d'un sentiment de gêne et d'oppression, de toux, de douleurs vives et erratives dans certains cas. C'est au médecin judicieux à interroger les organes, à peser toutes les circonstances de la maladie, à suivre le développement et la succession des désordres, pour déterminer l'ordre suivant lequel les parties ont été affectées, et le degré d'influence que chaque appareil exerce sur les autres. Quant à la nature de la maladie, elle nous paraît difficile à préciser. Nous ne croyons pas que ce soit une *phlegmasie ;* et prétendre que c'est une *névrose* ou une *affection nerveuse*, c'est apprendre fort peu de chose. On ne conçoit pas qu'une inflammation soit assez intense pour causer des souffrances continuelles, souvent insupportables, et puisse durer pendant vingt ou quarante ans sans causer de fièvre, sans altérer la santé d'une manière notable dans beaucoup de cas ; conçoit-on, en admettant l'existence d'une phlegmasie, qu'un hypochondriaque qui souffre depuis des années soit subitement délivré de tous ses maux s'il quitte les travaux qui le fatiguent, s'il met le pied en voiture pour aller en voyage ou se récréer à la campagne ? Les malades se plaignent souvent de souffrir à la peau lorsqu'elle est trop vivement impressionnée, et pourtant on n'aperçoit rien dans cet organe ; ce sont ses nerfs qui sentent autrement qu'à l'ordinaire ; les sens présentent un pareil phénomène ; en serait-il de même pour les autres parties du corps ? Les nerfs de l'estomac supporteraient-ils plus difficilement la présence des alimens, le cœur celle du sang, les poumons celle de l'air, etc. ? Cet excès d'irritabilité même, joint à l'abus que font presque tous les malades d'une foule de remèdes irritans, ne suffirait-il pas pour rendre raison de la fréquence, chez les hypochondriaques, des phlegmasies chroniques et des dégénérations qui en résultent ? Un organe n'est point enflammé parce qu'il est très-irritable, et dans cet état il est très-sujet aux phlegmasies. L'hypochondrie est une maladie de longue durée, apyrétique, beaucoup plus douloureuse que dangereuse, qui nous paraît dépendre primitivement de l'affection du cerveau, et se répandre, pour ainsi dire, dans les autres organes. Nous ne savons rien de plus positif sur sa nature. Nous devons ajouter que nous avons vu plusieurs de ces malades traités pour des gastrites chroniques, et mis, pendant des mois, à une diète plus ou moins sévère, à l'usage des sangsues appliquées sur l'épigastre à des époques plus ou moins rapprochées ; aucun n'a éprouvé de mieux sensible ; chez plusieurs les douleurs gastriques ont été augmentées : nous en avons vu un perdre tout-à-fait la raison après six mois d'un pareil traitement ; mais il est possible que ce soit par les progrès naturels du mal lui-même. Nous conviendrons toutefois que l'*irritation sanguine* peut exister dans les organes qui sont le siége des divers accidens. Mais nous ne croyons pas que cette irritation constitue la nature primitive de la maladie, comme dans les phlegmasies ordinaires. Si notre opinion, sur le siége de la maladie qui nous occupe, est fondée, le mot *hypochondrie* est impropre, puisqu'il désigne un autre siége ; il faut ou un mot insignifiant, ou une expression qui ait rapport au système nerveux ; *névropathie* a été employé par quelques auteurs ; *maux de nerfs*, *vapeurs*, sont des expressions vulgaires.

VI. L'hypochondrie peut être confondue avec d'autres maladies ; elle pourrait être simulée. 1° Les douleurs fixes et aiguës à la tête font craindre à la plupart des médecins une altération locale du cerveau, une affection dite organique. Mais ce phénomène étant joint aux autres accidens de la maladie, et existant sans désordres musculaires dans un côté du corps, il ne caractérise point une altération locale du cerveau, soit un cancer, un ramollissement, un épanchement sanguin, etc. 2° On a confondu l'hypochondrie avec la monomanie triste ou mélancolie. Les hypochondres ont conscience de leur état, leur jugement est sain sur tout ce qui est étranger à leur maladie, ils gèrent bien leurs affaires ; et même ils ne se trompent point sur leurs souffrances, puisqu'ils les ressentent réellement, et qu'ils n'en tirent des conséquences exagérées que par ce qu'elles sont insupportables. Les aliénés déraisonnent complétement sur un point et se croient fort raisonnables ; ils ne se plaignent presque jamais d'aucune douleur ; ils sont en général incapables de continuer leurs occupations dans le monde. On observe pourtant quelques mélancoliques qui ont conscience de l'état de dérangement où se trouve leur tête, qui se sentent assaillis par des idées déraisonnables sans pouvoir les chasser; les hypochondriaques éprouvent un pareil désordre dans leur esprit pendant les paroxysmes. Ces derniers sont de véritables aliénés lorsqu'ils viennent à attribuer la cause de leurs douleurs à l'influence du poison, du diable, d'ennemis, lorsqu'ils s'imaginent avoir des jambes de verre ou de beurre, le corps en dissolution, ou être morts, etc. Hors ce dernier cas, les hypochondriaques ne sauraient être frappés d'interdiction; nous croyons cependant que s'ils commettaient des crimes ou des délits, on devrait souvent user envers eux de beaucoup d'indulgence. 3° La plupart des auteurs qui ont écrit depuis Sydenham ont confondu l'hypochondrie avec l'hystérie, et ont décrit ces deux affections sous les noms de *vapeurs*, *maux de nerfs*, *etc.* (*Voy.* HYSTÉRIE.) 4° Les phénomènes que présentent les organes des sens et les mouvemens volontaires pourraient annoncer des désordres graves s'ils étaient moins mobiles, et n'existaient pas en même temps que les autres symptômes de l'hypochondrie. 5° Les palpitations nerveuses ont des caractères qui les distinguent des affections du cœur dites organiques (*Voyez* PALPITATION.) 6° Le diagnostic des lésions du poumon est aujourd'hui tellement précis, qu'il serait difficile de confondre les phénomènes de l'hypochondrie avec ces mêmes lésions. 7° Nous avons vu des femmes à qui on avait mis des pessaires, parce qu'elles s'étaient plaintes d'un sentiment de pesanteur et de tiraillement vers l'utérus, et qu'on avait cru reconnaître au toucher un commencement de chute de cet organe, quoique cette infirmité n'existât pas. Il suffit de savoir qu'on a affaire à une hypochondriaque pour se mettre en garde contre de pareilles méprises. 8° M. Broussais et son école soutiennent aujourd'hui, avons-nous dit, que l'hypochondrie n'est qu'une gastrite chronique; et non-seulement nous n'adoptons pas cette opinion, mais nous croyons même que les *accidens* gastro-intestinaux qui peuvent exister dans l'hypochondrie ne sont pas nécessairement le résultat d'une phlegmasie du conduit alimentaire; nous n'insisterons pas beaucoup sur la distinction à établir entre ces deux espèces de lésions, parce que dans tous les cas il n'y a pas grand inconvénient à mettre en usage le traitement qui convient à la plus grave, la gastro-entérite, pourvu qu'on s'arrête dès qu'on en observe les mauvais effets chez les hypochondriaques. Nous ferons seulement remarquer, 1° que les phlegmasies chroniques du canal digestif se manifestent à tous les âges et dans toutes les conditions de la vie, surtout dans la classe pauvre, mal vêtue, mal nourrie, livrée aux excès de boissons; tandis que l'hypochondrie appartient presque exclusivement aux âges de la vie où les passions exercent leur empire, où l'esprit est occupé et tourmenté de toutes les façons, aux individus des classes aisées, chez qui les excès de boisson et la mauvaise nourriture ne sont pas ordinaires; 2° Que dans la gastro-entérite chronique l'appétit est souvent nul, la digestion incomplète, la diarrhée fréquente, la nutrition altérée, l'amaigrissement progressif, la fièvre bientôt continuelle, sans troubles notables dans les fonctions cérébrales; et si la maladie fait des progrès, le malade finit par succomber au bout de quelques mois, ou au plus au bout d'un petit nombre d'années : tandis que dans l'hypochondrie où il existe des accidens gastro-intestinaux, l'appétit est ordinairement bon, la digestion est pénible mais complète, il y a plutôt constipation que diarrhée, la nutrition est excellente, à moins que le malade ne soit en proie à des chagrins continuels, ou que son estomac ne rejette toute espèce de nourriture, ce qui est rare; l'embonpoint est souvent remarquable, il n'y a pas de fièvre, et le malade peut vivre quarante ou cinquante ans avec les spasmes du ventre, les rots, les borborygmes; 3° que le genre de souffrance n'est point le même dans les deux cas: les hypochondriaques accusent des spasmes, des angoisses, des chaleurs, une sensibilité excessive; à les entendre, tout leur ventre est dans un état horrible; et si on vient à le toucher, à le presser, ces douleurs n'augmentent pas ou même elles disparaissent : les autres malades se plaignent de douleurs légères, de coliques qui sont augmentées par le passage des alimens, par la pression sur l'abdomen, par la présence des mucosités abondantes qui font la matière des selles. 4° les affections morales exercent une très-grande influence sur l'état hypochondriaque : un malade dont l'abdomen est calme depuis plusieurs semaines ou plusieurs mois, a-t-il quelque sujet d'inquiétude au moment de son dîner, sa digestion sera accompagnée de rots, de flatuosités, de borborygmes, de spasmes, de chaleurs, etc.

Nous aurions à examiner encore différentes affections avec lesquelles l'hypochondrie peut être confondue, telles que le squirrhe du pylore, les lésions des autres viscères de l'abdomen, etc. Mais nous pensons que les considérations auxquelles nous venons de nous livrer mettront les praticiens à même de ne pas commettre d'erreur grave. (*Voy.* aussi VOMISSEMENT NERVEUX). Cependant ces mêmes altérations que nous avons voulu distinguer de l'hypochondrie peuvent coexister avec celle-ci, la précéder ou la suivre; de là une complication de causes et d'effets, un diagnostic difficile.

VII. L'état extérieur des hypochondriaques est en général assez satisfaisant et les fait prendre pour des *malades imaginaires*. L'exposé qu'ils font de leurs maux, les détails minutieux qu'ils en racontent, leurs plaintes continuelles, leur ton lamentable et l'exagération de leur langage lorsqu'ils parlent de leurs souffrances, feraient croire au contraire qu'ils sont affectés des maladies les plus graves et sont dans un danger pressant. Les apparences extérieures et les sensations des malades ne fournissent également que des renseignemens trompeurs sur leur état. Les hypochondriaques sont en proie à des douleurs physiques et morales, vives et pénibles, qui sont surtout aggravées par l'incrédulité des personnes qu'ils fréquentent; mais leur état n'est point dangereux. Ce qui met le comble à leur désespoir, c'est de se voir obligés, avec un air de santé souvent remarquable, d'abandonner leurs occupations, le soin de leur maison, l'éducation de leurs enfans, la société de leurs amis; leur esprit est peu capable d'un travail soutenu, leur caractère est détestable, leurs sentimens sont mobiles; ils n'aiment qu'à parler médecine et à s'entretenir de leur maladie; ils fuient un monde qui leur déplaît, et recherchent la solitude. Les hypochondres sont des êtres essentiellement malheureux, dignes du plus tendre intérêt, et qui ont besoin de beaucoup d'égards et d'indulgence.

Lorsque la maladie est héréditaire, la guérison est très-difficile à obtenir. Dans l'hypochondrie récente, produite par des causes dont on peut faire cesser l'influence, comme les excès d'étude, le retour à la santé peut être prompt et durable. Lorsque les causes ne peuvent être détruites, il y a impossibilité de guérir la maladie; c'est ce qui arrive lorsque ce sont des chagrins dont la source ne peut être tarie, ou des professions dont l'exercice est indispensable à l'existence du malade. L'hypochondrie qui ne disparaît pas avec la cessation des causes, est difficile à guérir; au contraire, la maladie qui n'existe ou ne se renouvelle qu'autant que les agens qui l'ont produite exercent leur action, est moins fâcheuse. L'hypochondrie qui succède aux excès de la masturbation et des plaisirs vénériens est souvent incurable. Lorsque cette affection a duré plusieurs années, s'est renouvelée plusieurs fois, les guérisons sont rares et rarement complètes, surtout si son existence n'est pas subordonnée à l'action de causes toujours agissantes et dont on peut détruire l'influence; dans ces cas, on n'obtient ordinairement que des rémissions, des intermissions plus ou moins longues; il reste toujours un état d'irritabilité excessive des organes qui les rend très-impressionnables et les dispose aux rechutes. L'aliénation mentale qui résulte des progrès de l'hypochondrie est le plus souvent incurable. L'excessive irritabilité de l'estomac et une disposition continuelle aux vomissemens peuvent amener un état alarmant d'amaigrissement et de marasme. Il est inutile de donner ici le pronostic des différentes affections qui peuvent se développer chez les hypocondriaques, quels qu'en soient l'origine et la nature.

VIII. Les hypochondriaques sont les malades les plus difficiles à soigner; ils sont indociles, versatiles; à chaque instant ils changent de remède et de médecin; personne, selon eux, ne saurait comprendre ni bien connaître leur mal. Il faut en général se borner, dans les Traités sur cette maladie, à tracer les règles principales du traitement, sans trop insister sur les détails, pour éviter que les malades ne se droguent eux-mêmes, comme ils ne le font que trop souvent. Les enfans fortement prédisposés à cette maladie ou à toute autre du même genre par une influence héréditaire, et qui manifestent de bonne heure une grande susceptibilité nerveuse, un penchant prononcé à la mélancolie, qui pour la moindre contrariété ont des migraines, des malaises, des palpitations, des vomissemens nerveux, etc., ces enfans ont besoin d'une éducation particulière; il faut ne point se hâter de cultiver leur esprit, se garder d'exalter la sensibilité physique et morale; il faut développer le système musculaire au moyen d'exercices gymnastiques suivis; il est surtout indispensable de préserver ces enfans de la funeste habitude de la masturbation, par une surveillance bien entendue. Une indication importante et souvent difficile à remplir, c'est de détruire ou au moins d'affaiblir l'influence des causes qui ont produit la maladie, de celles qui l'entretiennent et l'aggravent. Le seul changement du genre de vie, des occupations et des habitudes des malades, est presque toujours le moyen le plus efficace à opposer à leurs maux. Dans aucune affection, peut-être, cette seule condition n'est suivie de résultats plus favorables; les malades guérissent presque toujours par ce seul moyen lorsque l'hypochondrie est récente, et quelquefois même lorsqu'elle date de plusieurs années; au moins ils en éprouvent un grand soulagement. Malheureusement il est des causes dont on ne peut diminuer ni détruire entièrement l'influence; telles sont les chagrins profonds et répétés, les occupations habituelles des gens de lettres, les positions sociales et les professions que les malades ne peuvent aucunement abandonner, etc. On est souvent alors obligé de compter sur les heureux effets du temps, et de se contenter d'affaiblir l'influence de ces causes en en rendant l'action moins continue et moins forte.

Les moyens hygiéniques fournissent les principales et souvent les seules ressources thérapeutiques. Mais il est très-difficile d'établir à cet égard des règles générales, attendu que les dispositions individuelles sont variables à l'infini, sont souvent différentes et même opposées, non-seulement chez chaque malade, mais encore chez la même personne à quelques jours ou à plusieurs heures de distance; ce qui plaît à l'un déplaît à l'autre, ce qui produit de bons effets chez l'un augmente les souffrances chez un autre; enfin tel malade trouve bon dans un moment ce qu'il rejette un instant après. Aussi le médecin et le malade sont-ils presque toujours à étudier les effets des impressions des agens extérieurs sur l'économie, et à chercher celles qui conviennent le mieux. Un fait bien important qu'il ne faut jamais oublier, et que le médecin doit sans cesse opposer aux lamentations des malades pour les consoler, c'est que les organes de la sensibilité sont dans un état tel, que l'exercice de presque toutes les fonctions ne peut avoir lieu sans causer de souffrances, quelles que soient d'ailleurs les précautions auxquelles on ait recours. Presque tous les malades, observant qu'ils souffrent lorsque les fonctions s'exécutent, ne voient rien de mieux à faire que de tenir en repos le plus possible les organes soumis à la volonté; ils finissent souvent ainsi par refuser de prendre assez d'aliment pour vivre, de marcher, d'entendre le bruit, de voir le grand jour, de sentir le froid, de se livrer au moindre travail de l'esprit, etc.; et une pareille conduite, loin d'alléger leurs souffrances, ne fait que les augmenter en rendant les organes de plus en plus impressionnables, et en abandonnant le malade à ses tristes réflexions. Mais il y a un juste milieu à tenir entre un repos trop absolu, et un exercice qui fatiguerait les organes à l'excès.

Parmi les moyens hygiéniques les plus puissans, on doit d'abord compter ceux qui agissent sur le moral des malades. Il est très-essentiel que les hypochondriaques ne soient point les maîtres absolus de leurs volontés, et qu'ils aient une entière confiance dans le médecin qui les soigne. S'ils ne sont soumis à l'autorité de personne, ou au moins si le désir de guérir ne les rend pas d'une docilité parfaite aux conseils qu'on leur donne et aux ordres qui sont prescrits, ils feront sans cesse les choses à demi, s'ils ne font pas tout le contraire de ce qu'on exige d'eux. C'est particulièrement le cas des malades très-riches. Les hypochondriaques s'occupent à chaque instant de leur maladie; ils en causent avec le premier venu; ils aiment à lire les livres de médecine, sont très-avides de remèdes, et restent dans une continuelle hésitation sur ce qu'ils doivent croire et sur ce qu'ils doivent faire; ils ont donc bien besoin d'un médecin habile qui exerce sur eux assez d'influence pour fixer leurs idées et régler leurs actions. Il faut écouter avec patience, avec intérêt, les plaintes des malades et le récit de leurs souffrances, il faut explorer avec la plus grande attention toutes les parties douloureuses; c'est qu'ils se croient toujours atteints de quelque mal extraordinaire aussi difficile à connaître qu'à guérir, et si vous ne les étudiez pas avec le plus grand soin, si vous ne paraîssez pas rester quelque temps avant de pouvoir bien connaître leurs maux, vous n'avez point leur confiance, et ne pouvez leur faire aucun bien. Il est en général important de leur prouver, par des raisons à leur portée, qu'ils n'ont point les maladies graves dont ils se croient affectés; la persistance d'un état satisfaisant des fonctions nutritives est un fait qui a de l'influence sur leur esprit. Quelquefois pourtant on peut leur laisser croire qu'ils ont réellement le mal dont ils se plaignent, pour les traiter ensuite et agir de la sorte sur leur imagination. On doit éviter avec le plus grand soin de les traiter de *malades imaginaires*, ce qui est faux et ce qui les révolte; et de paraître faire trop d'attention aux troubles de l'intelligence, car ils appréhendent beaucoup de perdre tout-à-fait la raison. Les explications les plus commodes et les moins fâcheuses à donner aux malades consistent à rattacher d'une manière vague les souffrances, les désordres des fonctions, *au système nerveux*, *à un état nerveux*, *à une irritation nerveuse*, *etc.* Mais il faut parler avec conviction à ces n fortunés de l'issue heureuse de leurs maux, des bons effets du traitement conseillé, et des résultats fâcheux des remèdes violens qu'ils ne sont que trop disposés à employer; on doit surtout éloigner d'eux ces personnes qui ne voient pas un malade sans avoir à lui proposer un moyen infaillible de le guérir. L'*isolement* est souvent nécessaire ; le malade a besoin de quitter des parens qui l'ont irrité, des occupations qui lui ont été funestes ; ou bien il est indocile, et des étrangers seuls pourront obtenir de lui ce qu'il refuse à ses proches et à ses inférieurs. On est souvent obligé d'employer un peu de contrainte pour les gouverner Nous n'avons pas besoin de dire que le penchant au suicide exige une surveillance des plus active; sans doute les hypochondriaques parlent souvent de se tuer sans y songer sérieusement; mais on ne risque rien de prendre des précautions inaperçues des malades ; surtout qu'on évite de leur dire qu'ils parlent de se tuer sans en avoir envie.

Les contentions de l'esprit entretiennent et aggravent les souffrances des hypochondriaques. Lorsque la maladie est récente et provient d'excès d'étude, la cessation des occupations et une agréable distraction sont un excellent moyen de guérison. Mais on ne peut obtenir des gens de lettres, qui par état passent leur vie dans les méditations, de renoncer entièrement à leur genre de vie ; on leur conseillera simplement de se reposer souvent l'esprit, d'abandonner le travail aussitôt que la tête devient chaude et douloureuse, de s'occuper le matin plutôt que le soir pour ne pas s'échauffer le cerveau à l'approche du sommeil, de se distraire par un séjour alternatif à la ville et à la campagne, etc. Les sensations trop vives du froid, de la chaleur, de la lumière, des odeurs et du bruit seront évitées avec soin; toutefois les malades éviteront avec le même soin de rester dans des appartemens obscurs, impénétrables au bruit et d'une température toujours égale. Les affections morales pénibles exercent sur les malades une telle influence, qu'on ne saurait trop les en préserver; ou au moins il est nécessaire d'apporter beaucoup de ménagement lorsqu'on est obligé de leur apprendre des nouvelles qui doivent produire sur eux une vive impression. Les jouissances vénériennes sont difficilement supportées par les hypochondriaques, et ils ne doivent se livrer à l'union sexuelle qu'avec beaucoup de réserve. On recommande souvent à ces malades de se distraire; mais on oublie qu'un esprit tourmenté par des souffrances continuelles, et d'ailleurs disposé à la mélancolie, est peu susceptible de distraction ; au lieu donc de leur dire avec affectation qu'ils ont tort de s'ennuyer, de se chagriner, de s'abandonner à de sombres réflexions, rompez la chaîne de leurs idées habituelles, en promenant malgré eux leur attention sur des objets qui les intéressent, en les occupant par des conversations agréables, des jeux, des exercices variés, des voyages instructifs, etc. Malheureusement beaucoup de ces malades ne peuvent s'occuper de rien, si ce n'est de leur mal; toute espèce d'occupation les ennuie ou les fatigue : il faut des ordres pour les faire agir un peu. Les voyages, lorsqu'ils peuvent être entrepris et supportés, produisent ordinairement les effets les plus avantageux. Beaucoup ont de la répugnance à faire de l'exercice sous le prétexte qu'ils redoutent des étourdissemens, des faiblesses, etc.; il est important de ne pas les laisser faire leurs volontés sous ce rapport.

Les malades ont quelquefois besoin d'un repos absolu; c'est lorsqu'ils éprouvent un paroxysme, un surcroît de souffrances; et s'efforcer de les distraire dans ces momens, c'est les fatiguer, les irriter, leur donner la migraine, s'ils ne l'ont déjà; c'est produire enfin le contraire de ce que l'on se propose. Il faut donc se garder de trop fatiguer l'esprit tout en cherchant à le distraire.

Les hypochondriaques sont très-difficiles à gouverner : il faut d'abord leur prescrire des règles de conduite bien positives, surtout bien détaillées et par écrit; ces malades veulent savoir juste ce qu'ils doivent faire, pour ainsi dire, à chaque minute, et avec une rigoureuse précision : il faut ensuite qu'ils aient auprès d'eux des personnes bien entendues, fermes et patientes, insensibles aux injures et aux mauvais procédés. Une fois que le médecin s'est emparé de la confiance du malade, il peut, dans l'occasion, user de sévérité.

Le régime alimentaire doit varier suivant plusieurs circonstances. Disons d'abord que la diète, si fort recommandée par les médecins qui ne voient dans l'hypochondrie que le résultat d'une gastrite chronique, augmente le plus souvent les souffrances loin de les diminuer; et que d'ailleurs un pareil régime, mis en usage avec persévérance, est dangereux dans une maladie qui se prolonge ordinairement si long-temps. En général, l'ingestion des alimens produit un certain bien être; et si au bout d'une heure ou deux la digestion devient souvent pénible, douloureuse, du moins elle s'achève presque toujours parfaitement sans causer ni vomissemens ni diarrhée. Au début de l'hypochondrie, la cessation des causes , la distraction et un régime alimentaire tonique sans être stimulant, dissipent presque toujours à merveille les phénomènes de la maladie. Il faut donc nourrir les malades. Il est difficile de déterminer d'une manière générale les alimens qui leur conviennent, attendu que les goûts et les dispositions varient à l'infini; c'est en essayant, c'est en variant que l'on rencontre ce qui convient le mieux; les alimens les plus indigestes sont quelquefois ceux qui sont le mieux digérés : on peut d'ailleurs prescrire successivement et tour à tour, pour base du régime alimentaire, les végétaux, le laitage ou des viandes. La boisson pour les repas sera de l'eau pure, ou de la bière coupée, ou des vins rouges vieux, peu chargés d'alcohol, trempés de beaucoup d'eau. Les malades mangeront plusieurs fois chaque jour, peu chaque fois. Les gens de lettres veulent rarement se priver de café; mais au moins qu'ils le prennent très-faible, ou mêlé à du lait. Les élixirs et les spiritueux doivent être proscrits, à moins que les malades ne se bornent à en mettre une petite quantité dans beaucoup d'eau, et n'en fassent usage que très-rarement. S'il arrive que l'estomac ne puisse supporter aucun aliment, il est évident qu'alors le malade doit s'abstenir d'en prendre; on peut avoir recours, dans ce cas, à divers liquides nourrissans. (*Voy.* GASTRALGIE.) Les vêtemens seront relatifs aux saisons; les malades doivent éviter les excès et les variations brusques de température; mais il faut les empêcher de se couvrir de vêtemens extrêmement chauds en été, comme plusieurs le font sous le prétexte qu'ils ont toujours froid, ou de s'entourer la tête de bonnets fourrés, comme moyen de guérir les prétendus rhumatismes qui leurs causent des céphalalgie. Le froid aux pieds cause des maux de tête ; il faut le prévenir avec soin pendant le jour et durant la nuit. On prescrit d'appliquer immédiatement sur la peau des tissus de laine pour favoriser la transpiration.

Si l'on excepte le début de la maladie, les remèdes proprement dits sont plus utiles pour calmer l'imagination des hypochondriaques que pour alléger directement leurs souffrances. En général, dès que la maladie par sa durée est devenue pour ainsi dire constitutionnelle, l'on ne doit guère compter que sur les soins hygiéniques, et sur quelques moyens propres à combattre les accidens qui viennent aggraver l'état ordinaire de la santé; à quoi l'on peut ajouter les médicamens peu actifs que l'on prescrit, en les variant, comme des remèdes moraux. Pomme s'est élevé avec force et avec raison contre l'usage des stimulans de toute espèce, dont on faisait un abus extraordinaire de son temps; on ne peut douter que cet abus même ne fût la cause de ces *obstructions* si fréquentes alors, beaucoup plus rares aujourd'hui que l'on est plus réservé sur l'emploi de ces remèdes, quoiqu'on y ait recours encore trop souvent. Les malades se plaignent sans cesse d'éprouver des *faiblesses*, et ils demandent des *fortifians*; de ressentir des *spasmes*, et ils veulent des *antispasmodiques*; de rendre des *glaires*, et il leur faut des *purgatifs*. D'un autre côté, beaucoup de médecins s'attachent trop à combattre séparément une foule de symptômes: ils opposent des *narcotiques* à l'*insomnie*, de la *digitale* aux *palpitations*, des *calmans* aux *douleurs*, et traitent ainsi les maux de tête, la toux, la dyspnée, les tremblemens, les vomissemens, la diarrhée, les borborygmes, etc., etc. Pomme réduit tout le traitement de l'hypochondrie à peu près à l'usage des bains tièdes et froids, des boissons rafraîchissantes, des pédiluves, des lavemens froids, des fomentations émollientes, des potions huileuses et mucilagineuses, des eaux minérales rafraîchissantes, de l'eau pure pour boisson ordinaire. Il fait rester les malades dans l'eau plusieurs heures chaque jour. Il se propose, à l'aide de ces moyens, de *relâcher* le système nerveux atteint d'*éréthisme* ou *de raccornissement*. Si un pareil traitement ne guérit pas, on conviendra du moins qu'il est peu susceptible de compromettre la santé, ce qu'on ne peut pas dire des médications stimulantes.

Une médication antiphlogistique active est quelquefois utile au début de la maladie, lorsque sa cause a été vive, son invasion brusque, et que ses symptômes sont intenses; les saignées générales et locales, les applications froides sur la tête, des bains tièdes, des pédiluves sinapisés, des boissons adoucissantes, la distraction et une diète plus ou moins absolue, tels sont alors les meilleurs moyens à opposer aux accidens de la maladie. La guérison ne se fait même pas long-temps attendre, s'il n'existe aucune prédisposition fâcheuse, et si l'influence des causes peut être tout-à-fait détruite. Lorsque la maladie est ancienne, les évacuations sanguines ne conviennent point à tous les individus; si quelques malades pléthoriques ont besoin de perdre une certaine quantité de sang de temps à autre, on trouve une foule de personnes dont la frêle existence ne peut supporter les évacuations sanguines, même les plus faibles. Les bains tièdes de plusieurs heures sont utiles à quelques malades qui vivent, pour ainsi dire, dans l'eau exempts de souffrances, y mangent et y digèrent très-bien; ce même moyen affaiblit tellement d'autres malades, qu'ils ne peuvent en faire usage. Il en est à peu près de même de plusieurs autres remèdes qui réussissent chez les uns et nuisent chez les autres, sans qu'on puisse déterminer d'avance le résultat. Les eaux minérales, tant conseillées, sont surtout utiles prises sur les lieux, à cause du voyage et de la distraction que leur usage nécessite. L'application d'un ou de plusieurs vésicatoires est quelquefois utile pour fixer l'attention du malade par des impressions nouvelles, ou pour lui prouver que sa peau n'est pas insensible et sans vie comme il se l'imagine. Les narcotiques ne calment point les maux de tête et dissipent rarement l'insomnie. Les pédiluves, les applications froides sur la tête, une affusion fraîche un peu avant le coucher, sont les meilleurs moyens à employer pour appeler le sommeil, lorsqu'ils peuvent être supportés par les malades. Quelques-uns éprouvent un si bon effet de l'application du froid sur la tête, qu'ils tiennent presque continuellement de la glace appliquée sur cette partie, ou qu'ils réclament la douche. Les antispasmodiques et les excitans aromatiques ont quelquefois des effets avantageux, mais de peu de durée; leur abus est dangereux. La digitale, conseillée pour modérer de violentes palpitations, ne doit-être administrée qu'à de faibles doses, et lorsque le canal digestif n'est point irrité. La gastralgie (*voyez* ce mot) et les flatuosités tourmentent extrêmement les malades qui y sont sujets. C'est surtout dans les paroxysmes que les digestions sont flatulentes : les malades doivent peu manger; quelquefois des boissons légèrement excitantes, prises après le repas, telles qu'une infusion très-légère de café ou de camomille, hâtent la digestion et diminuent la production des gaz; une boisson très-froide n'est pas moins utile dans quelques cas. En général, on n'obtient le résultat désiré qu'avec la fin du paroxysme. La constipation et les chaleurs d'entrailles qui l'accompagnent méritent aussi de fixer l'attention. Il faudrait sans cesse purger les malades si on voulait exciter journellement des selles, et cette méthode finirait par avoir de graves inconvéniens. On conseille l'usage fréquent des lavemens simples, tièdes ou froids, de boissons légèrement laxatives; un purgatif doux peut être administré une fois ou deux par mois, s'il n'y a pas de contre-indication. La fonction menstruelle a quelquefois besoin d'être régularisée ou suppléée. (*V*. AMÉNORRHÉE.) L'écoulement, les irritations et les tumeurs hémorrhoïdaires fournissent souvent aussi des indications à remplir. (*Voy*. HÉMORRHOÏDES.) Nous ne devons pas davantage indiquer dans cet article les soins que réclament les différentes maladies qui peuvent se manifester accidentellement chez les hypochondriaques. Les malades veulent des drogues : formulez, variez les prescriptions, enfin donnez sous toutes les formes l'eau, les médicamens peu actifs et même des substances inertes.

DE

L'HYSTÉRIE.

HYSTÉRIE, s. f., *hysteria*, de ὑστέρα, utérus, matrice; *passion hystérique*, *hystéricie*, *hystéricisme*, *suffocation de matrice*, *maux et attaques de nerfs*, *etc.* L'hystérie est une affection convulsive apyrétique, ordinairement de longue durée, qui se compose principalement d'accès ou d'attaques qui ont pour caractères des convulsions générales et une suspension souvent incomplète des fonctions intellectuelles.

I. Nous étudierons les symptômes de la maladie pendant les attaques convulsives et dans l'intervalle de ces attaques.

1° *Attaques convulsives.* — Dans presque tous les cas les attaques sont annoncées par une série de phénomènes qui ne trompent point les malades ni les personnes qui les soignent habituellement; ce n'est guère que lorsque l'attaque est accidentellement provoquée par une surprise, une contrariété vive, etc., qu'elle survient subitement. Dans quelques cas assez rares, les attaques qui viennent spontanément ne sont annoncées par aucun symptôme. Une demi-heure, une ou plusieurs heures, quelquefois un ou plusieurs jours d'avance, les malades sont dans un état de malaise, de tristesse, de désespoir ou de gaieté forcée; ils ont l'esprit tendu et agité, la tête douloureuse, l'humeur inégale; ils éprouvent dans les membres des pesanteurs, des engourdissemens, des frissons, un froid glacial, des inquiétudes, des impatiences, un besoin de les exercer, de courir et de sauter, des contractions spasmodiques légères, des crampes; tour à tour ils rient aux éclats et pleurent abondamment; mais c'est un rire forcé, quelquefois prolongé jusqu'à causer une suspension inquiétante de la respiration; ils sont fatigués par des bâillemens interminables, des pandiculations, des soupirs répétés, des besoins pressans de respirer ; ils se plaignent de palpitations violentes, d'un serrement de gosier qui les étrangle, de serremens de poitrine qui les suffoquent, de douleurs vives dans quelque partie, d'un défaut d'appétit ou d'un excès contraire, c'est-à-dire de boulimies qui leur font dévorer de grandes quantités d'alimens qu'ils digèrent souvent fort bien, et qui d'autrefois sont vomis ; on observe quelquefois un gonflement progressif et uniforme du ventre, lequel est tendu et sonore à la percussion. Cet état d'angoisse est tellement insupportable qu'il n'est pas de malade qui ne désire ardemment l'invasion de l'attaque pour en être délivré. Dans quelques cas, celle-ci n'a pas lieu, et les phénomènes précités se dissipent peu à peu. Mais ordinairement il n'en est point ainsi : tout à coup la scène change, le malade tombe s'il est debout, perd l'usage de la parole, et entre dans un état de convulsions générales, ordinairement avec suspension incomplète des fonctions intellectuelles, plus rarement avec perte entière de connaissance. Les malades qui conservent en partie l'usage des fonctions cérébrales souffrent des douleurs horribles dans la tête : il semble aux uns que l'*on comprime cette partie avec une enclume ;* à d'autres, qu'on *la brise à grands coups de marteau ;* à quelques-uns, que *leur cervelle est en ébullition, est en contact avec du feu ou de l'huile bouillante ;* il en est qui entendent dans le crâne des bruits effroyables, des détonations, des sifflemens, etc. : j'ai vu une malade qui ressentait parfois des déchiremens horribles au cœur ; j'en ai vu une autre qui éprouvait un tortillement des plus douloureux dans la région de l'estomac ; ils éprouvent des suffocations, des serremens de gosier, la sensation d'un corps étranger qui remplit la gorge, et les empêche de respirer. Ces malades disent que toute leur existence morale est concentrée dans la perception des souffrances qu'ils endurent. Ceux qui ne perdent pas connaissance entendent tout ce qu'on dit autour d'eux sans pouvoir y répondre ; ils rappellent très-bien après leur attaque tout ce qui s'est dit en leur présence. Si l'on entr'ouvre les paupières, l'œil n'aperçoit les objets que confusément ou même pas du tout. Nous avons observé une malade qui entendait, voyait d'un œil dont les paupières étaient convulsivement écartées, et pouvait parler lorsque ses souffrances ne rendaient pas ses idées trop vagues. Ce sont les malades qui rendent ainsi compte de leur état après l'attaque. Voici maintenant ce qu'on observe. Presque tous les malades se plaignent ou profèrent un cri particulier qui ressemble souvent au hurlement du loup, ou à l'aboiement du chien ; la face est vultueuse, rarement convulsée généralement; le plus souvent il n'y a que des serremens de mâchoire, des claquemens ou des grincemens de dents ; dans un très-petit nombre de cas la face est contournée et violette comme dans l'épilepsie; quelquefois aussi les malades rendent comme ces derniers une écume abondante par la bouche. Les veines jugulaires sont extraordinairement gonflées. Les mouvemens acquièrent une énergie extraordinaire, le tronc et les membres se fléchissent et se redressent alternativement avec une telle force que si le malade est libre il fait des sauts, des bonds, des chutes épouvantables, et que cinq ou six personnes ont peine à le contenir quand une seule suffirait hors le temps des attaques. L'abdomen est souvent rétracté, et la compression exercée sur les viscères douloureuse; d'autrefois il est gonflé extraordinairement. Les contractions des muscles abdominaux, du diaphragme, des muscles du thorax et du gosier produisent *quelquefois* le sentiment d'un corps étranger qui monte de l'abdomen, traverse la poitrine et se porte dans le gosier ; c'est la *boule* ou le *globe hystérique* des auteurs. Ce phénomène est beaucoup plus rare qu'on ne le dit communément; le plus souvent il n'existe qu'à partir de la région épigastrique. Dans un très-petit nombre de cas, au lieu de mouvemens convulsifs étendus, il ne se manifeste que des raideurs convulsives et des contorsions des membres, qui ne font point changer le malade de place. Les mouvemens du cœur sont forts, tumultueux, les carotides sont vibrantes. J'ai observé plusieurs malades qui vomissaient fort souvent des flots de sang durant leurs attaques.

La durée des attaques est ordinairement de plusieurs heures; mais les accidens ne conservent point toujours la même intensité : toutes les trois, quatre ou cinq minutes, plus ou moins, les cris et les mouvemens convulsifs cessent pour quelques intans, pendant lesquels le malade se plaint, mais ne recouvre point ordinairement la parole. Quelquefois cependant on voit de longues attaques, des attaques qui durent un ou plusieurs jours, qui présentent des intervalles de repos plus grands, pendant lesquels les malades reviennent à eux, parlent, boivent, et même prennent des alimens. Chez une malade, les cris et les convulsions s'accompagnent de perte de connaissance; ils sont suivis d'une sorte de raideur cataleptique avec respiration insensible, sortie de la bouche d'une quantité considérable de mousse légère; la connaissance revient pour un moment, et la même scène se renouvelle jusqu'à la fin de l'attaque. Les attaques se composent ainsi de paroxysmes convulsifs, dont le nombre varie depuis un petit nombre jusqu'à quarante, cinquante, soixante et plus. Les premières attaques sont quelquefois extrêmement violentes; chez une malade, la première dura huit jours, et la seconde quarante-cinq jours, avec des intervalles de repos de quarante ou cinquante minutes. Les malades distinguent ordinairement très-bien le repos qui succède au dernier paroxysme des simples rémissions; ils disent que leur attaque est finie, qu'on peut les laisser libres, et ils se trompent rarement; les rémissions ont beau être considérables, durer plusieurs heures, les malades disent qu'ils se sentent de leurs attaques, qu'elles ne sont pas finies; ils éprouvent toujours dans les membres ces *inquiétudes*, ces *crispations*, ces *agacemens*, ce *malaise*, qui annoncent de nouvelles convulsions. La fin des attaques est souvent marquée par de bruyans éclats de rire et l'expression d'une grande gaieté, ou par des pleurs abondans, ou alternativement par ces deux états opposés; ces deux phénomènes ne se manifestent point dans les simples rémissions; après avoir ri et pleuré quelques instans, ces malades recouvrent la parole. Ils se plaignent alors d'éprouver des souffrances horribles de la tête aux pieds; ils sont fatigués, brisés, épuisés, ils se meuvent avec peine; une sueur abondante ruisselle de toutes parts; la tête est brûlante, les yeux sont douloureux, les dents sont agacées, quelquefois brisées; les sens sont d'une susceptibilité extrême, les idées confuses et agitées; les malades sont irritables, impatiens, tristes, colères; une urine claire et abondante est quelquefois rendue; l'appétit est nul, la soif est grande, le sommeil est impossible ou très-agité. Dans quelques cas, il reste des paralysies locales d'un sens, des muscles de la voix, des sphincters de la vessie, des membres inférieurs, ou bien des convulsions partielles, une danse de Saint-Guy, la rétraction spasmodique d'un membre ou de quelque autre partie. Quelquefois, à la suite de leurs attaques ou dans l'intervalle des paroxysmes, les malades tombent dans un état de rêvasserie ou de *somnambulisme*. (*Voy*. ce mot.) Lorsque le ventre s'est gonflé, son volume ne diminue que peu à peu; quelquefois ce phénomène se dissipe en vingt-quatre heures, d'autrefois il persiste plusieurs semaines. Ces accidens consécutifs, quoique très-douloureux, fatiguent bien moins les malades que les désordres précurseurs. L'état de santé habituel se rétablit peu à peu dans l'espace de quelques heures si l'attaque a été légère, et de plusieurs jours si elle a été violente.

2° *Intervalles des attaques.* — L'état habituel du malade varie suivant que les attaques sont fréquentes et fortes, ou rares et légères, suivant la durée de la maladie. Lorsque les attaques sont rares, et que l'affection n'est pas ancienne, les malades peuvent offrir toutes les apparences de la plus brillante santé; on ne conçoit point alors l'existence d'une si affreuse maladie avec si peu de désordres dans la nutrition, tant l'embonpoint et la fraîcheur sont quelquefois remarquables. Cependant, presque tous ces malades sont nerveux, mobiles, très-susceptibles, d'une imagination vive, faciles à s'inquiéter pour les plus légers motifs, impatiens, irascibles, entêtés, opiniâtres; les sens sont très-irritables, une lumière trop vive, certains sons, certaines odeurs, les variations de température, l'atmosphère chargée d'électricité les affectent vivement; les occupations un peu sérieuses les fatiguent beaucoup, leur causent des maux de tête; chez eux, le sommeil est rarement profond, continu, souvent il est difficile ou impossible, incomplet, troublé par des rêves pénibles, interrompu par des réveils en sursaut; la plupart sont habituellement mélancoliques, solitaires, portés aux idées noires, quelquefois avec désir vague du suicide; quelques-uns sont d'une gaieté extrême, et rient sans cesse pour des causes légères, ou sans savoir pourquoi; d'autres sont tourmentés par des envies de pleurer : on observe aussi chez ces malades des migraines, des serremens de gosier, des besoins de respirer qui nécessitent plusieurs profondes inspirations de suite, des palpitations, des étouffemens, des gastralgies, de la constipation. Le flux menstruel est quelquefois irrégulier, ou bien, s'il vient chaque mois, il est difficile, de courte durée, et s'accompagne de maux de tête, de malaise, de changemens dans le caractère, etc.; il est souvent très-régulier et aussi abondant qu'il doit l'être. La conception, la gestation et l'accouchement ne sont nullement empêchés chez les femmes affectées de la maladie qui nous occupe. Beaucoup sont incommodées par des flueurs blanches abondantes.

Lorsque les attaques sont fréquentes, qu'elles viennent presque tous les jours, une ou plusieurs fois chaque jour, pendant quelques mois, les malades éprouvent des maux de tête continuels et violens, des insomnies opiniâtres; ils sont abattus, tristes, et en même temps agités, comme s'ils avaient pris beaucoup de café, ou comme s'ils avaient un commencement d'ivresse; ils sont d'une susceptibilité et d'une maussaderie sans pareille; ils ont des momens d'absence, la mémoire est affaiblie; ils sont peu capables de se livrer à des occupations qui exigent beaucoup d'attention; ils sont tourmentés par des bourdonnemens d'oreille, des vertiges, des bruits dans la tête; ils ont des inquiétudes, des agitations, des engourdissemens, des crampes dans les membres; ils sont sujets à des alternatives de pâleur et de rougeur, de froid glacial et de chaleur brûlante, de sueur et de sécheresse de la peau; ils sont sujets à des serremens de gosier, des étouffemens, des besoins insatiables de respirer, des palpitations, des toux sèches, des gastralgies; l'appétit est diminué ou perverti, la digestion souvent lente et difficile; des malades vomissent tout ce qu'ils prennent; la nutrition s'altère, l'embonpoint diminue, la peau perd sa fraîcheur, les traits s'affaissent; l'écoulement menstruel est tantôt irrégulier et tantôt régulier, mais difficile; quelquefois pourtant il n'est point troublé. Toutes ces souffrances n'empêchent pas les malades d'aller et venir, de s'occuper un peu; on en voit même qui conservent l'extérieur de la santé. Des attaques violentes, ou si souvent répétées qu'elles paraissent continues, ont été suivies d'accès de manie de plusieurs mois, de paraplégies de plusieurs années, de rétractions spasmodiques persistantes, de chorée pendant plusieurs semaines, de paralysie d'un ou de plusieurs sens pendant un espace de temps plus ou moins long.

Enfin lorsque la maladie a duré long-temps, dix ou quinze ans, par exemple, plus ou moins suivant les dispositions individuelles, il est rare qu'elle n'ait pas laissé des traces profondes de son existence. L'intelligence et surtout la mémoire sont affaiblies, les malades se plaignent d'une grande faiblesse de tête, et craignent de devenir stupides; il existe parfois un affaiblissement marqué dans un côté du corps, ou même dans tout le système musculaire; d'autres fois c'est une surdité plus ou moins complète, ou une diminution de la faculté visuelle; presque toujours on observe alors un état mélancolique et hypochondriaque prononcé; des malades sont sujets à des syncopes incomplètes, des espèces d'étourdissemens avec suppression de la parole et semi-perte de connaissance; les paralysies de la vessie et par suite la rétention d'urine ne sont pas rares. On observe encore à cette époque des maladies du cœur, des irritations chroniques du poumon et du canal alimentaire, l'hématémèse, des vomissemens dits nerveux, l'irrégularité du flux menstruel; j'ai remarqué que la plupart des malades ont les dents cariées. Enfin, comme les hypochondriaques, ces malades finissent par se plaindre de toutes les parties du corps, quoique ce soit toujours la tête qu'ils accusent davantage. Et avec ces paralysies, ces digestions difficiles, ces vomissemens, ces dyspnées, ces palpitations, ces irritations de la poitrine, ces douleurs par tout le corps, etc., la nutrition est souvent en assez bon état, la peau n'offre pas cette décoloration qui appartient aux affections graves, les malades se livrent habituellement à certaines occupations, à moins toutefois que quelque viscère ne finisse par être atteint d'une lésion plus ou moins promptement mortelle. La démence est un phénomène que l'on n'observe point dans l'hystérie.

II. Les circonstances qui prédisposent le plus à l'hystérie sont une influence héréditaire, une constitution nerveuse, le sexe féminin et l'âge de douze à vingt-cinq ou trente ans. La plupart des malades ont parmi leurs proches parens des épileptiques, des hystériques, des aliénés, des sourds, des aveugles, des hypochondriaques; la plupart ont montré dès le bas âge des dispositions aux affections convulsives, un caractère mélancolique, colère, emporté, impatient, susceptible : quelques-uns ont eu alors des attaques de catalepsie, des migraines, des serremens de gosier, des étouffemens; l'hystérie est *presque* exclusive au sexe féminin, quoiqu'on l'observe dans l'autre sexe, ainsi que nous l'établirons plus loin; enfin, sur vingt-deux malades dont je consulte l'observation, une a eu ses attaques à neuf ans, une à douze, une à quatorze, trois à quinze, trois à seize, deux à dix-huit, deux à dix-neuf, un à vingt-un, deux à vingt-deux, un à vingt-cinq, un à vingt-six et deux à vingt-huit ans. Les causes excitantes sont plus particulièrement des affections morales vives. Sur neuf cas cités par M. Louyer-Villermay, la maladie a été produite trois fois par la frayeur, dont deux avec suppression des règles au moment même (*Traité des malad. nerv.*, p. 49 et 70), deux fois par un amour contrarié (p. 67 et 173), une fois par des affections vives de l'âme (p. 86), une fois par un mouvement violent de jalousie avec suppression des règles (p. 13), une fois par un refroidissement (p. 21), et une fois par le jeu de l'escarpolette (p. 16). Chez les vingt-deux malades dont nous venons de parler, les causes excitantes ont été les suivantes : frayeur treize fois, dont six avec suppression des règles au moment même ; chagrins violens sept fois, dont une avec suppression des règles ; contrariété vive une fois. Chez une malade, il n'y eut pas de cause excitante ; mais cette personne avait eu une enfance mélancolique pendant laquelle elle avait été sujette à une foule d'accidens nerveux. Nous devons faire observer que l'écoulement menstruel qui avait été supprimé par la cause de la maladie finit par se rétablir au bout de plusieurs mois sans être suivi d'amélioration dans les accidens. Ces relevés suffisent pour réfuter l'opinion de ceux qui prétendent que l'hystérie est presque toujours le résultat de la continence, que sur dix cas, neuf ont été produits par cette cause. Nous pourrions même ajouter que les malades sont bien plus sujets à un excès contraire, et que très-souvent la constitution nerveuse et l'état maladif qui précèdent et facilitent le développement des attaques, sont occasionés par les excès de la masturbation. Ce genre d'excès est bien souvent, chez les enfans, la cause véritable d'une foule d'accidens nerveux. Mais il n'est pas toujours facile de découvrir les peines du cœur, surtout chez les femmes ; et, si l'on ne se tient sur ses gardes, on risque de s'en laisser imposer par de faux récits, et de se tromper sur l'origine de la maladie que l'on observe. On cite quelques exemples de convulsions survenues pendant la grossesse ou l'accouchement, et qui se sont ensuite régularisées en quelque sorte sous forme d'attaques hystériques.

III. L'invasion des attaques a lieu quelquefois immédiatement ou peu après l'action de la cause excitante. Une frayeur vive et un chagrin profond et inattendu peuvent avoir une influence aussi prompte. Les malades tombent alors sur-le-champ dans l'état convulsif, ou bien celui-ci est précédé de quelques heures par des maux de tête, de l'étouffement, des serremens de gosier, etc. Lorsque la maladie débute de la sorte, les premières attaques sont ordinairement longues et violentes, et, pendant quelques semaines ou plusieurs mois, elles se succèdent sans laisser entre elles de grands intervalles. Ces premières attaques durent souvent plusieurs jours ; chez une malade elles ont été si fortes et si fréquentes les six premiers mois, qu'elle n'a quitté ni le lit ni la camisole pendant tout ce temps. D'autres fois la cause produit les effets d'une manière plus lente, et les attaques ne surviennent qu'après plusieurs semaines, un ou plusieurs mois, pendant lesquels les malades ont été sujets à cet état mélancolique, ces rires et ces pleurs, ces insomnies, ces serremens de gosier, ces étouffemens, cette vive susceptibilité physique et morale, ces malaises, ces angoisses, ces maux de tête, ces inquiétudes dans les membres, enfin à tous ces accidens que nous avons déjà signalés dans plusieurs circonstances. Nous avons observé trois malades qui ont d'abord eu des attaques de catalepsie.

Le retour des attaques est plus ou moins fréquent. Dans quelques cas, il est entièrement subordonné à l'influence des causes, c'est-à-dire que, sans elles, l'état convulsif ne se reproduit point ; il faut de nouvelles affections morales, des excès vénériens, un bruit désagréable, une odeur un peu forte, l'impression subite d'une chaleur excessive ou d'un froid rigoureux, pour déterminer des attaques. Dans le plus grand nombre de cas, celles-ci se répètent spontanément sans l'action de causes nouvelles ; ce qui n'empêche pas que ces dernières n'exercent une fâcheuse influence sur la production des attaques. Le retour de celles-ci est rarement régulier, soit pour les jours, soit pour les heures. Les froids de l'hiver, les chaleurs de l'été et les temps orageux sont les époques où les malades souffrent le plus. Les uns n'ont d'attaques qu'en hiver, les autres qu'en été ; presque jamais les accidens ne se reproduisent également dans toutes les saisons. Les affections morales influent particulièrement sur le retour et la violence des attaques ; une contrariété, une surprise, un chagrin inattendu, les provoquent sur-le-champ ; des contrariétés et des chagrins continuels les entretiennent et les aggravent, et le calme renaît avec la tranquillité morale. L'époque menstruelle est ordinairement orageuse, surtout si l'écoulement est difficile et incomplet. Des malades n'ont leurs attaques régulières qu'aux approches de cette époque ; et chez celles qui en ont tous les jours ou à peu près, il y a une augmentation dans la fréquence et la violence du mal durant cette période. La grossesse suspend quelquefois les attaques. Une malade en fut exempte tout ce temps, et encore trois mois après. Une autre n'en eut point les trois premiers mois; mais les six derniers, elles furent plus violentes et plus continues. L'excitation produite par le café, le vin ou les liqueurs alcoholiques, influe presque toujours d'une manière fâcheuse sur la marche de la maladie. Les phlegmasies graves suspendent ordinairement les attaques, mais non toujours. Une malade a une péripneumonie qui dure quarante jours; elle n'est prise qu'une seule fois de ses convulsions pendant la convalescence; la même personne est atteinte d'une fièvre intermittente, et les attaques viennent comme à l'ordinaire, souvent même au fort de l'accès. Chez une autre, une péritonite aiguë, suite de couches, suspend les attaques; et chez une troisième une pneumonie aiguë ne les suspend point. Lorsque des phlegmasies chroniques ont épuisé les forces, les attaques sont ou suspendues ou considérablement affaiblies. Souvent alors on n'observe plus que la période des phénomènes précurseurs, ou cette période n'est suivie que de la perte de connaissance complète ou non, et de raidissemens musculaires. Une erreur grave, commise presque généralement, c'est de croire que le coït exerce en général une très-heureuse influence sur la production des attaques, et que ce moyen est le meilleur remède de la maladie elle-même. Cette erreur est la conséquence de l'opinion qui considère l'hystérie comme le résultat de la continence neuf fois sur dix cas: opinion dont nous avons démontré la fausseté. Non-seulement le coït ne guérit pas l'hystérie, mais souvent il l'aggrave, ainsi que Tissot et Pomme l'ont très-bien observé, et que nous avons pu l'observer nous-même. Ce n'est que dans quelques cas d'une inclination contrariée, et lorsque la maladie était encore récente, que le mariage a pu être utile, et alors c'est le besoin du cœur qui est satisfait plutôt que celui des sens, comme l'a très-bien dit Pomme. Le médecin ne doit conseiller ce moyen qu'avec une extrême réserve, et ne jamais perdre de vue, en pareille circonstance, les suites ordinaires de l'affection qui nous occupe, et les inconvéniens graves qui en résultent pour les malades, pour ceux qui vivent avec eux, et pour leurs enfans.

M. Louyer-Villermay divise l'hystérie en trois degrés et en deux variétés. Le premier degré ne nous a pas paru très-bien caractérisé; il paraît que l'auteur y fait entrer les accidens qui se manifestent souvent entre l'action de la cause et le développement des attaques : le second comprend les attaques telles que nous les avons décrites : le troisième est réservé à ces syncopes prolongées, ces états de mort apparente dont on trouve quelques exemples dans les auteurs. La première variété, que M. Villermay appelle *hystéricisme*, paraît formée des cas où les attaques sont légères; et la deuxième, qu'il désigne sous le nom d'*hystérie épileptiforme*, paraît se composer des cas où les attaques sont violentes. La seule distinction à faire et qui soit bien tranchée, est relative à l'intensité des attaques, et se tire de l'état des fonctions de l'entendement. Tantôt, en effet, les malades ne perdent point tout-à-fait la connaissance, et tantôt ils la perdent entièrement. Chez les premiers, les convulsions sont moins intenses; ce ne sont, pour ainsi dire, que des efforts commandés par la douleur; ce sont les malades eux-mêmes qui donnent cette explication, comparant ce qui arrive dans cette circonstance à l'espèce de raidissement général que l'on oppose machinalement à toute sensation douloureuse, vive et instantanée. Ce qu'il y a de certain, c'est que dans ces attaques ce ne sont en général que les muscles employés dans les grands efforts qui sont particulièrement mis en mouvement, ce sont les muscles des membres, du tronc et quelquefois les élévateurs des mâchoires, tandis que les petits muscles de la face sont en repos, n'altèrent point les traits, et donnent à la physionomie une simple expression de souffrance; les convulsions consistent en de grands mouvemens de flexion et d'extension qui dénotent une suractivité musculaire plutôt qu'un état morbide véritable. Mais chez les malades qui perdent complétement la connaissance, les convulsions sont ordinairement plus intenses, et se rapprochent davantage de l'attaque épileptique. Quelques-uns ont un côté du corps plus affecté que l'autre, et la face est contournée. C'est dans cette classe que s'observent le plus souvent les malades qui, dans leurs attaques, ont de l'écume à la bouche, la face violette et noire, ceux qui sont en même temps hystériques et épileptiques. Sur les vingt-deux malades dont nous avons déjà parlé, huit n'avaient qu'une semi-perte de connaissance, onze avaient toujours eu une suspension complète du sentiment; une ne perdit point connaissance la première année, une autre eut quelques attaques sans perte complète du sentiment, et une troisième perdait connaissance autrefois que ses forces n'étaient point épuisées, et aujourd'hui ses attaques sont moins violentes, ses forces étant épuisées par une phlegmasie chronique des poumons et de fréquens vomissemens de sang. J'ai observé une malade qui, dans la même attaque, avait des paroxysmes où elle conservait le sentiment, et d'autres où elle en était privée; elle désirait vivement de perdre connaissance pour être délivrée de ses douleurs, quoique les souffrances fussent beaucoup plus grandes après les attaques où il y avait eu plus de paroxysmes de cette nature. Sur le nombre des malades qui perdaient complétement connaissance, j'en trouve sept dont la bouche se garnissait d'écume, six dont les traits s'altéraient profondément, trois dont la face se tuméfiait et devenait violette ou noire, une qui avait seulement des grincemens de dents. Deux de ces malades, dont les attaques avaient été produites par une chute dans un puits, croyaient éprouver le même accident chaque fois qu'elles perdaient connaissance. Chez quelques malades la respiration est à peine gênée; chez d'autres, au contraire, cette fonction s'exécute avec la plus grande difficulté durant les paroxysmes, et la suffocation est imminente. Nous n'avons jamais observé de ces syncopes extraordinaires simulant la mort, et qui duraient plusieurs jours sans signes de sentiment, de mouvement, de respiration, de circulation, etc. (*Voyez* SYNCOPE.) Nous avons seulement vu des malades qui éprouvaient des *faiblesses*, des pertes ou semi-pertes de connaissance, pendant quelques minutes, souvent avec persistance de la respiration et de l'action du cœur. Quelques malades sont en même temps atteints d'hystérie et d'épilepsie; chaque maladie a ses attaques particulières bien caractérisées, et quelquefois une même attaque présente des paroxysmes hystériques et des paroxysmes épileptiques. Les attaques et les paroxysmes épileptiques, qui annoncent toujours un état plus grave que les autres, ont surtout lieu, chez les malades qui y sont sujets, à la suite des affections morales pénibles. Cette complication est rarement primitive, l'épilepsie paraissant se joindre à l'hystérie, comme nous verrons qu'elle y succède quelquefois.

La durée de l'hystérie est variable, et ses terminaisons sont diverses. Le retour à un état de santé parfait peut avoir lieu après un petit nombre d'attaques, après plusieurs mois, lorsqu'il n'existe point une forte prédisposition, que la cause n'a point été violente, et que son influence s'affaiblit progressivement pour cesser entièrement. Cette heureuse terminaison s'effectue beaucoup plus tard, soit simplement par la cessation des causes, soit par une vive affection morale qui détruit la disposition aux attaques au lieu de l'aggraver, soit enfin par l'affaiblissement naturel de la susceptibilité physique et morale amené par les progrès de l'âge. J'ai vu une malade, hystérique depuis sept ans, dont les attaques furent supprimées, il y a cinq ans, par une frayeur ; elle est seulement restée sujette à des maux de tête et à des vomissemens nerveux ; elle a, du reste, une assez bonne santé. Vers quarante ou quarante-cinq ans, les attaques diminuent de force et de fréquence; mais elles sont alors souvent remplacées par des accidens dont nous parlerons bientôt. On voit des malades dont les attaques sont suspendues pendant plusieurs années, et qui éprouvent des rechutes par l'action de nouvelles causes. Sous ce rapport l'hystérie ne diffère point des autres affections nerveuses. Lors même que la maladie ne se termine point par la guérison, elle a rarement une marche égale; il y a toujours, de temps à autre, des rémissions et des exacerbations marquées, qui sont, il est vrai, souvent subordonnées aux circonstances nombreuses qui exercent ordinairement une si grande influence sur l'état des malades. Les suites fâcheuses de l'hystérie sont : des tics convulsifs permanens, des rétractions spasmodiques de quelque partie, des accès de suffocation, des paralysies partielles, le plus souvent incomplètes, des sens ou des mouvemens volontaires, un état mélancolique et hypochondriaque prononcé, des phlegmasies chroniques, des vomissemens nerveux continuels, des tumeurs abdominales, des maladies du cœur, l'épilepsie, rarement la manie, presque jamais la démence primitive. Mais ces accidens peuvent compliquer la maladie sans la terminer, disparaître et se reproduire plusieurs fois dans son cours. En général, les attaques diminuent de violence et de fréquence avec les progrès de l'âge. Passé quarante ou quarante-cinq ans, elles deviennent rares, et elles se réduisent le plus souvent à des pertes ou semi-pertes de connaissance avec des raideurs musculaires générales. A cet âge, les malades en sont ordinairement délivrées; mais, si leur maladie a duré long-temps, c'est alors qu'on observe cet état hypochondriaque et mélancolique qui rend l'existence insupportable; cet affaiblissement des sens, de l'intelligence et des mouvemens, etc. Lorsque l'hystérie se change en épilepsie, les attaques de la première se rapprochent insensiblement de celles de la seconde, des paroxysmes épileptiques se mêlent aux paroxysmes hystériques, et ceux-ci finissent par céder la place aux seconds. Nous devons dire que ce changement fâcheux est heureusement fort rare. Enfin, nous n'avons pas besoin de signaler ici les caractères des phlegmasies chroniques dont peuvent être affectés les malades. L'hystérie n'est point mortelle par elle-même, quoiqu'il ne soit pas douteux qu'elle dispose l'organisme aux maladies qui peuvent le devenir, et que de la sorte elle abrège la vie. On a pourtant cité quelques cas de mort survenue dans une attaque hystérique; la gêne horrible qu'on observe quelquefois dans la respiration, et la congestion cérébrale qui est souvent assez forte, suffiraient pour rendre raison de ce fait, dont nous n'avons vu aucun exemple. M. Rullier parle d'une jeune fille de quinze ans qui mourut le deuxième jour d'une affection produite par une frayeur avec suppression des règles, et caractérisée par des attaques convulsives, une gêne inexprimable de la respiration, un sentiment de strangulation avec impossibilité d'avaler des liquides, des mouvemens d'abaissement et d'élévation de l'abdomen. La voix était peu changée et la raison conservée dans l'intervalle des convulsions. On trouva les veines cérébrales et les sinus de la dure-mère gorgés de sang, les cavités gauches du cœur vides, les cavités droites, l'artère pulmonaire et tous les vaisseaux à sang noir remplis d'une énorme quantité de sang, les ovaires légèrement altérés. (*Dissertation inaugurale.*) Les symptômes de cette affection ont beaucoup de rapport avec ceux de l'hystérie.

V. Ici comme dans la plupart des affections de longue durée, susceptibles de transformations et de complications diverses, et qui ne sont point mortelles par elles-mêmes, les recherches cadavériques n'ont produit aucun résultat satisfaisant. Ainsi, ou les malades guérissent, ou ils meurent d'une affection accidentelle qui suspend les attaques et en fait par conséquent disparaître la cause; ou bien enfin ils sont atteints à la longue de diverses lésions dont quelques-unes peuvent bien être l'effet immédiat de l'hystérie, mais qui ne sont cependant plus l'hystérie elle-même. Et ce qui augmente encore les difficultés, c'est que, les malades pouvant vivre fort long-temps, il est rare qu'on soit à même de les bien observer durant toute leur vie, et de suivre la filiation des accidens auxquels ils sont sujets. Les auteurs ont signalé diverses altérations de l'utérus et des ovaires, du canal alimentaire, des viscères thoraciques, des organes encéphaliques, suivant qu'ils plaçaient le siége de l'hystérie dans l'un ou l'autre de ces appareils; ce qui indique assez que leurs recherches étaient dirigées d'après des idées préconçues.

On peut rapporter à quatre chefs principaux les opinions des auteurs sur le siége de l'hystérie. D'après l'opinion la plus ancienne, celle qui a eu et qui a encore le plus de partisans, on considère cette maladie comme une affection de l'utérus; suivant la seconde, qui a été soutenue par beaucoup d'auteurs, l'hystérie tire son origine de différens viscères, soit du ventre, de la poitrine ou de la tête; la troisième en place le siége dans le système nerveux en général, et la quatrième dans le cerveau en particulier. Hippocrate comparait l'utérus à un être doué de sentiment et de mouvement, supposait que cet organe pouvait se porter dans les diverses parties du corps, et y occasioner divers accidens que l'on devait calmer en rappelant l'utérus à sa place par des odeurs propres à flatter ses sens. On soutint ensuite la même opinion en imaginant de faire de l'utérus un foyer de vapeurs malignes, assez subtiles pour traverser les tissus et se porter dans les différens organes. Ces vapeurs elles-mêmes ont été remplacées par une *boule mystérieuse* qui est supposée partir de l'utérus, traverser l'abdomen, le thorax, la gorge, monter et redescendre, gêner la respiration, produire des serremens de gosier, des convulsions et la lésion des facultés intellectuelles. On ajoute, 1° que l'hystérie est exclusive aux femmes; 2° qu'elle est presque toujours due à la continence, à une sorte de pléthore spermatique; 3° que la main placée sur la région hypogastrique, ou le doigt introduit dans le vagin durant les attaques, reconnaît un mouvement vermiculaire; 4° qu'à la fin du paroxysme hystérique il se fait fréquemment un écoulement de liqueur *spermatique*, accompagné de la jouissance vénérienne; 5° que l'union des sexes est comme le remède spécifique de cette affection; 6° enfin que des recherches cadavériques ont montré des altérations de l'utérus ou des ovaires. Nous avons prouvé que la continence n'est point la cause la plus fréquente de l'hystérie, et que le rapprochement des sexes est loin d'en être le remède infaillible. La sensation de la boule hystérique ne se présente point chez tous les malades ; et, de l'aveu de M. Villermay, ce phénomène s'observe quelquefois chez l'homme. (Ouv. cit., p. 60.) La maladie qui nous occupe n'est point exclusive au sexe féminin. M. Villermay avoue que l'homme peut ressentir des affections nerveuses très-singulières, des mouvemens convulsifs très-analogues à ceux qui caractérisent l'hystérie, et il cite plusieurs exemples d'individus de ce sexe, affectés d'attaques avec sentiment de la boule (p. 6 à 10). Tous les auteurs qui ont combattu l'opinion que nous examinons ont rapporté de pareils faits. Nous avons observé trois exemples de ce genre. Tous les jours, dans le monde, on entend parler d'hommes qui ont des attaques de nerfs aussi bien que les femmes. Le mouvement vermiculaire de l'utérus dont on parle et l'évacuation vaginale sont des allégations sans preuves, et qui n'ont pas besoin de réfutation. Enfin, nous ferons observer qu'il n'est peut-être pas d'organes dans l'économie, dont les altérations développent moins de sympathies que l'utérus et les ovaires; qu'on ouvre peu de vieilles femmes qui ne présentent de ces altérations, et que chez elles on n'observe point d'hystérie; que des cancers et des polypes utérins, des hydropisies des ovaires, etc., ne produisent jamais de ces phénomènes dits hystériques. D'un autre côté, nous avons vu que, chez les malades, les fonctions utérines, l'écoulement menstruel, la gestation et l'accouchement, nous avons vu que ces fonctions pouvaient être parfaitement régulières, et M. Villermay fait très-bien observer que dans cette maladie l'utérus n'est nullement douloureux (p. 2). Je demande maintenant à quels signes on reconnaît une affection de l'utérus dans l'hystérie? ajouterai-je qu'aucune femme, de celles que j'ai observées, n'a jamais songé à rapporter à l'utérus le siége de son mal?

Cette opinion a été combattue par une foule d'auteurs, entre autres par Lepois, Hygmor, Willis, Sydenham, Dumoulin, Stalh, Boerhaave, Cheyne, Whytt, Raulin, Pomme et Lorry. Suivant Lepois, l'hystérie est une affection idiopathique du cerveau, qui ne diffère point de l'épilepsie, et qu'on observe dans les deux sexes. Willis est à peu près du même avis; il considère l'hystérie comme une maladie convulsive, résultat de l'affection du cerveau et des nerfs, ayant son origine souvent dans la tête, et quelquefois dans les autres viscères. Hygmor attribue les attaques à la gêne du cours du sang dans le cœur et les poumons, ce qui cause de la dyspnée, des syncopes, la compression des intestins par le diaphragme, et la sensation de la boule hystérique. Sydenham a le premier confondu l'hystérie avec l'hypochondrie, et a fait dépendre ces maladies du mouvement déréglé des esprits animaux qui se portent avec violence dans telle ou telle partie, abandonnent telle ou telle autre, et causent, par cette distribution inégale, des spasmes, de la douleur, et le trouble des fonctions. Whytt et Pomme ont également décrit ces deux maladies sous le même titre. Le premier en place le siége dans les viscères du bas-ventre, particulièrement dans l'estomac et les intestins, et le dernier dans le système nerveux. L'opinion de Pomme est aussi celle du vulgaire; de là les noms de *maux* et d'*attaques de nerfs*, généralement employés.

Le phénomène caractéristique de l'hystérie, ce sont les *attaques convulsives;* tous les autres accidens existeraient en même temps chez un individu, qu'ils ne seraient point rapportés à cette maladie. Or, si nous nous rappelons quels sont les désordres précurseurs, concomitans et consécutifs des attaques, nous serons facilement convaincus que le siége principal en est dans la tête, et que le trouble qui se manifeste dans les viscères thoraciques et abdominaux est presque toujours le résultat des spasmes auxquels les muscles du tronc sont en proie. Si, à cela, nous ajoutons que beaucoup de malades, atteints d'effroyables attaques, ont cependant les fonctions nutritives en bon état, présentent, dans l'intervalle, un embonpoint et une fraîcheur remarquables; que les suites ordinaires de l'hystérie qui persiste un grand nombre d'années sont le plus souvent des lésions de l'intelligence, des sens et des mouvemens volontaires; que, dans le principe de la maladie, les organes de la nutrition présentent rarement des désordres permanens notables; que l'hystérie se complique quelquefois d'épilepsie ou de catalepsie; que presque toutes les causes sont des affections morales violentes : toutes ces circonstances ne nous forcent-elles point d'admettre l'opinion de Lepois et de Willis, et de considérer l'encéphale comme le foyer principal de la maladie? Mais si d'abord le système nerveux cérébro-spinal paraît souvent affecté seul, il est bien certain que dans la suite les appareils nerveux et les viscères du thorax et de l'abdomen sont fréquemment le siége de lésions qui méritent de fixer l'attention du praticien. Au reste cette manière de voir, qui nous paraît basée sur les faits, n'empêche pas que le médecin ne doive interroger tous les organes et chercher ainsi la vérité de bonne foi.

Si la maladie qui nous occupe n'est point une affection de l'utérus, si elle n'est point exclusive au sexe féminin, si elle a son siége dans l'appareil cérébro-spinal, le mot *hystérie*, qui sert à la désigner et qui est dérivé de ὑστέρα, matrice, n'est-il pas tout-à-fait impropre, et ne doit-il pas être remplacé par un autre qui n'implique pas contradiction ? le mot *encéphalie spasmodique* ne conviendrait-il pas mieux ? ou bien, si l'on veut un terme à peu près insignifiant, qu'on emploie celui d'*attaques de nerfs*.

On a tour à tour considéré comme la cause prochaine des accidens hystériques les déplacemens de l'utérus, des vapeurs malignes ayant leur source dans l'abdomen, des obstructions, la faiblesse du canal alimentaire, l'ataxie, ou l'explosion des esprits animaux, la gêne du cours du sang, des amas de sérosité dans la tête, l'éréthisme et le racornissement des nerfs, une névrose de l'utérus, une métrite chronique. Ces deux dernières opinions méritent seules d'être examinées avec soin. MM. Pinel, Villermay, et avec eux presque tous les médecins, pensent que l'hystérie est une névrose utérine; Pujol croit que « les maladies hystériques des femmes sont une production et un effet symptomatique des inflammations lentes de la matrice. » Mais on n'a admis cette prétendue névrose que parce qu'on ne pouvait constater aucune lésion réelle de l'utérus, ni dans l'exercice de ses fonctions, ni dans sa forme et sa structure : ce qui montre assez qu'une telle opinion est inadmissible. Ce qui prouve, suivant Pujol, l'existence d'une métrite chronique dans la maladie qui nous occupe, c'est, 1° que l'autopsie cadavérique en fournit des résultats; 2° que la compression de l'hypogastre est douloureuse; 3° que presque toutes les malades ont des flueurs blanches et présentent des irrégularités du flux menstruel; 4° que l'hystérie est fréquente à l'âge où les femmes cessent d'être réglées, et où l'utérus éprouve si souvent des inflammations chroniques; 5° que la grossesse et les couches engendrent des phénomènes nerveux et hystériques qui cessent aussitôt que l'organe est rétabli. (*Essai sur les inflammations chroniques.*) Mais la première preuve n'est appuyée d'aucun fait par l'auteur; la seconde n'en est pas une, car il est faux qu'on fasse souffrir les malades en comprimant l'hypogastre; que penser de la troisième, lorsqu'on sait combien sont fréquentes les flueurs blanches et les irrégularités du flux menstruel chez les femmes les mieux portantes? la quatrième est sans fondement, car tous les faits démontrent que c'est de quinze à trente ans que l'hystérie est le plus fréquente; enfin la dernière prouve l'influence de l'utérus dans certains cas et non l'existence d'une métrite dans l'hystérie. Mais enfin à quelle disposition des organes qui en sont le siége doit-on rapporter les phénomènes dits *hystériques?* quel état du cerveau produit ces convulsions effrayantes, cette céphalalgie atroce et cette suspension incomplète ou entière de la connaissance? Ce n'est certainement ni une inflammation, ni ce que l'on appelle communément *une lésion organique* ou *une désorganisation.* D'où proviennent ces paralysies ou ces rétractions spasmodiques qui ne durent souvent qu'un laps de temps fort court? Ce ne peut être non plus une de ces causes dont nous venons de parler. Les serremens de gosier nous paraissent être l'effet du spasme des muscles du col et du thorax. Un phénomène fort singulier, c'est le gonflement de l'abdomen qui survient quelquefois presque tout à coup, dont on suit la progression à l'œil, qui cesse de même et sans aucun dégagement de fluides gazeux; ce phénomène nous paraît inexplicable. Si l'on veut admettre un état d'*irritation*, on conviendra du moins qu'il y a quelque chose de plus qui dispose aux attaques, qui précède en quelque sorte cette irritation, et la développe chaque fois. L'hystérie présente les caractères des affections considérées comme des *névroses;* c'est une *maladie apyrétique, beaucoup plus douloureuse que dangereuse, et ordinairement de longue durée.* (*Voyez* NÉVROSE.) Enfin on se demande pourquoi l'affection dite *hystérique* est si commune chez les femmes et si rare chez les hommes? Nous ne connaissons pas la cause de ce fait, pas plus que celle de la fréquence des migraines et des gastralgies dans le sexe féminin, et de la rareté de ces affections dans l'autre sexe.

VI. 1° Les attaques d'hystérie pourraient être simulées; il est surtout facile de feindre ces légers accès de *vapeurs* qui ne présentent que de la dyspnée, de l'étouffement, un sentiment de strangulation et quelques faibles mouvemens convulsifs. Mais on est beaucoup trop porté à croire que les véritables attaques sont feintes, surtout lorsque la nutrition n'est en rien altérée; les malades sont vivement affligés de pareils soupçons, et leur mal en est aggravé. Un médecin attentif découvrira facilement la vérité. 2° La première attaque hystérique est souvent prise, lorsqu'elle est intense, pour une affection aiguë et grave du cerveau. On peut et on doit en pareil cas mettre en usage les moyens propres à combattre la maladie la plus grave, de crainte de méprise. 3° Le mot hystérie est quelquefois employé pour désigner la nymphomanie; ces deux états ont cependant peu de rapports entre eux. (*Voyez* NYMPHOMANIE.) 4° Nous avons vu une malade affectée d'une rétraction spasmodique de la cuisse, qui avait été traitée par l'un des premiers chirurgiens de Paris, pour une luxation spontanée du fémur; dix ou douze moxas ne produisirent aucune amélioration. La guérison eut lieu au moyen d'une extension graduée et long-temps prolongée. Le même accident se reproduisit à la suite d'une frayeur, et fut combattu avec succès de la même manière. La malade mourut quelque temps après, et l'on trouva l'articulation coxo-fémorale parfaitement saine. On pourrait également se méprendre sur la nature de ces paralysies passagères dont nous ignorons la cause, et les confondre avec les paralysies permanentes. C'est surtout en ayant égard aux circonstances antécédentes qu'on pourra éviter l'erreur. 5° Nous avons dit que des auteurs n'avaient fait qu'une seule maladie de l'hystérie et de l'hypochondrie. Nous croyons qu'il y a beaucoup d'analogie entre ces deux maladies sous le rapport du siége et de la nature; des hypochondres éprouvent des spasmes au gosier, au thorax, dans l'abdomen; des hystériques présentent tous les phénomènes de l'hypochondrie. Mais ces deux ordres de phénomènes se présentent souvent isolés. 6° On a pris des syncopes hystériques pour un état de mort; on raconte même à ce sujet quelques faits fort extraordinaires. Raulin dit qu'il retarda une fois les funérailles d'une fille du peuple, parce que sa couleur n'était pas totalement changée; quelques heures après, elle se rétablit. (*Voyez* MORT APPARENTE, SYNCOPE.) 7° L'hystérie a quelques rapports avec les convulsions qui ont été décrites au mot *éclampsie* de ce Dictionnaire. 8° Mais la partie la plus importante du diagnostic de l'hystérie est celle qui a pour objet de distinguer cette maladie de l'épilepsie. Il est bien essentiel de ne pas commettre de méprise à ce sujet, le pronostic de l'hystérie étant beaucoup moins fâcheux que celui de l'épilepsie. Nous nous bornerons ici aux principaux caractères différentiels. *Épilepsie :* s'observe dans les deux sexes, chez les individus de tous les âges, mais particulièrement chez les enfans; les idiots y sont très-sujets : attaques ordinairement subites, sans signes précurseurs, avec perte entière de connaissance, convulsions tétaniques, mouvemens peu étendus, saccadés, rétraction ou contorsion des membres plus marquée d'un côté, respiration horriblement gênée, presque impossible, légèrement bruyante, face tuméfiée, violette ou noire et contournée, bouche écumante; ces accidens durent ordinairement quelques minutes, un quart d'heure ou demi-heure au plus, et sont remplacés par la pâleur de la face, la décomposition des traits et un état de démence plus ou moins long ; attaques généralement indépendantes des affections morales ; espèces d'attaques sans convulsions, appelées *étourdissement* ou *vertige épileptique ;* extrême fréquence de la manie, et surtout de la démence chez les épileptiques; tempérament nerveux et affections hypochondriaques fort rares. *Hystérie :* presque exclusive au sexe féminin et à l'époque de la vie comprise entre quinze et trente ou quarante ans, très-rare chez les idiots ; attaques ordinairement annoncées par des signes précurseurs assez longtemps d'avance, caractérisées par de grands mouvemens du tronc et des membres, des alternatives d'extension et de relâchement, souvent demi-perte de connaissance seulement, face à peu près naturelle, respiration assez libre, cris répétés; durée ordinaire des attaques, plusieurs heures, sans aliénation de l'esprit à la fin ; influence très-grande des affections morales ; manie et démence très-rares, constitution nerveuse et état hypochondriaque très-fréquens. Les personnes un peu exercées dans l'étude de ces deux maladies ne se trompent point en observant des paroxymes convulsifs de l'une et de l'autre; on les distingue chez un même individu et dans une même attaque. Lorsque l'hystérie semble se rapprocher de l'épilepsie, soit par l'absence des signes précurseurs, la perte complète de connaissance, ou par la distorsion et l'aspect violet de la face, elle s'en distingue par les cris, la nature des convulsions, le retour à la connaissance et à la raison aussitôt l'attaque finie, etc. La même chose a lieu pour les attaques épileptiques qui se rapprochent des attaques hystériques par leur longueur et la présence de signes précurseurs. M. Esquirol s'étonne que les convulsions hystériques qui, dit-il, sont si intenses, qui persistent pendant plusieurs heures et même plusieurs jours, ne jettent pas dans la démence comme les accès épileptiques et surtout les vertiges.

Mais nous ne croyons pas que les convulsions hystériques soient aussi intenses que l'état tétanique de l'épilepsie, et que par conséquent le cerveau soit aussi profondément affecté dans un cas que dans l'autre.

VII. L'hystérie est une maladie qui n'offre pas un danger réel, mais qui rend la vie insupportable par les incommodités nombreuses et les souffrances vives qui peuvent l'accompagner, ou en être la suite. Lorsqu'elle est récente, que le retour des attaques est encore subordonné à l'influence toujours agissante des causes, elle est susceptible de guérison. Si les attaques ne cessent avec leur cause, se répètent par une habitude maladive, se renouvellent plusieurs années de suite à certaines époques déterminées, la maladie est difficile à guérir. Dans le plus grand nombre de cas, elle est entretenue par des contrariétés et des chagrins sans cesse renaissans, dont l'action est encore augmentée par la susceptibilité et l'état mélancolique des malades.

VIII. Le traitement de l'hystérie indiqué par les auteurs est aussi peu satisfaisant que leurs opinions sur le siége et la nature de cette maladie sont vagues et contradictoires. On vante surtout le mariage, les calmans et les antispasmodiques. Nous avons dit précédemment ce que nous pensions de la vertu du premier moyen, et nous sommes si convaincus de son inutilité ou de ses fâcheux résultats, lorsque la maladie est ancienne ou ne dépend pas d'une inclination contrariée, que nous recommanderons de nouveau aux médecins et aux familles de mettre toute la prudence et toute la circonspection possibles dans son usage. Les *calmans* calment en général fort peu, et les *antispasmodiques* font rarement cesser les spasmes. Rejetez, dit Pomme, ces remèdes antihystériques et antispasmodiques, tels que le castor, l'éther, le succin, le camphre, l'assa-fœtida, le musc, la valériane, la menthe, les eaux spiritueuses, etc. Cet auteur conseille, pour détruire l'*éréthisme* et le *racornissement des nerfs*, pour *relâcher* le système nerveux, les bains simples, tièdes et froids, souvent répétés et prolongés plusieurs heures, les boissons mucilagineuses et rafraîchissantes, les pédiluves, les lavemens froids, l'eau pure pour boisson, en un mot, une médication émolliente, des remèdes doux et aucun stimulant. C'est peut-être le seul auteur qui ait eu la sagesse de ne point opposer de moyens violens à un mal si peu connu dans sa nature, et pour lequel les secours de la pharmacie sont presque toujours inutiles, lorsqu'ils ne sont pas nuisibles.

Il est surtout très-important de prévenir par une éducation bien entendue le développement de l'hystérie chez les personnes qui y sont prédisposées dès le bas âge; c'est particulièrement chez les jeunes filles qui sont déjà sujettes à différens accidens nerveux, tels que migraines, étouffemens, palpitations, raideurs cataleptiques à la suite des contrariétés, etc., qu'il faut redoubler de soins et de surveillance. Des exercices musculaires journaliers et souvent portés jusqu'à la fatigue, un travail manuel, l'étude des sciences naturelles, des occupations continuelles de l'esprit; éviter toutes les occasions, toutes les causes propres à exalter l'imagination, exciter les passions, remplir la tête d'illusions et de chimères; ne permettre le coucher que lorsque le sommeil est imminent, et ordonner le lever aussitôt le réveil, pour empêcher les rêves dangereux de l'imagination, et prévenir l'habitude de la masturbation; l'usage habituel d'alimens non stimulans et d'eau pure ou à peine rougie; l'abstinence de boissons excitantes, telles que café, thé, liqueurs spiritueuses; des bains légèrement tièdes en hiver et froids en été; tels sont les moyens les plus efficaces en pareille circonstance.

Nous avons vu que la maladie n'éclate souvent que quelque temps après l'action de la cause, et que dans l'intervalle il se manifeste presque toujours divers accidens nerveux, tels qu'un état mélancolique, des ris ou des pleurs involontaires, de l'insomnie, des maux de tête, des étouffemens, des palpitations, etc.; c'est alors qu'un traitement convenable pourrait surtout être utile, que l'éloignement des causes pourrait prévenir de nouveaux désordres. Mais rarement est-on consulté à cette époque, ou bien on ne sait le plus souvent à quelle cause rapporter ces prodrômes, parce qu'il est ordinairement fort difficile de découvrir la vérité.

Lorsque les attaques sont annoncées par les phénomènes précurseurs, les malades doivent rester à portée des secours qui leur sont nécessaires. Durant les convulsions, les malades doivent être contenus pour les empêcher de faire des sauts, des chutes, de se mordre, s'arracher les cheveux, se frapper la tête. Les malades sont d'autant moins fatigués après l'attaque qu'ils ont été moins gênés dans leurs mouvemens; il faut que les membres puissent se fléchir et s'étendre, et le tronc faire diverses inflexions. On débarrasse le malade de ses vêtemens, surtout de ceux qui pourraient gêner le cou, le thorax et l'abdomen, et on le place dans son lit. Pour le contenir, une personne appuie une main sur l'épaule, et de l'autre tient le poignet; un second aide fait la même chose du côté opposé; deux autres maintiennent le bassin et les cuisses en tirant de chaque côté le drap ou la couverture qui couvre ces parties. Si le malade est fort, il faut encore une ou deux personnes pour contenir les jambes, et une pour fixer la tête. Pour gêner le moins possible les mouvemens, on laisse aux membres de la liberté; on les suit en les tenant, seulement on empêche les mains d'attraper les cheveux, ou les dents de saisir quelque partie. Lorsque les grincemens de dents sont très-forts, une personne vigoureuse, appliquant une main sous le menton et l'autre sur le vertex, gêne ou empêche le mouvement des mâchoires; en appuyant fortement sur chaque masseter, on en fait cesser la contraction, et les mâchoires restent écartées, ce qui conduit au même résultat. Mais tous les malades n'ont pas six ou huit personnes à leur service; et l'on est obligé, pour les contenir, d'avoir recours à la camisole de force et aux liens. D'ailleurs, lorsque les attaques sont violentes et de longue durée, ce qui est assez commun, il est beaucoup plus commode de se servir de ces moyens; les malades même en sont moins fatigués, quoiqu'en général ils n'aiment point à se voir ainsi attachés; ils se plaignent aussi que la camisole gêne le col et la poitrine, et comprime quelquefois douloureusement les seins. La camisole est fixée par les épaules au chevet du lit; les cordons qui terminent les manches sont arrêtés au pied du lit, de manière à permettre des mouvemens aux bras. Le bassin est retenu par un drap plié en cravate ou par une sangle. Un autre lien placé devant le bas des jambes, dont les extrémités portées en arrière, passées entre les jambes au-dessus du premier tour, sont ramenées antérieurement du côté des pieds et fixées au lit, sert à maintenir les membres inférieurs. Tels sont les moyens de contention mis en usage à la Salpêtrière. Les malades n'ont besoin de personne; il suffit de les visiter de temps en temps pour voir si rien ne les gêne ou ne les blesse. Il est juste de dire que cet appareil les humilie beaucoup. Durant l'attaque, il faut éloigner les curieux, et se garder de faire tout haut sur l'état des malades des observations qui pourraient les irriter ou les inquiéter; car, dans le plus fort de leurs souffrances, ceux qui ne perdent pas entièrement l'usage des sens entendent très-bien ce qui se dit auprès d'eux.

Les attaques, comme les accès de fièvre intermittente, se terminent ordinairement d'elles-mêmes et sans les secours de la médecine. L'état dans lequel se trouvent les malades permet d'ailleurs difficilement d'administrer des remèdes. Souvent on fait respirer des odeurs pénétrantes ou fétides. Pomme dit avoir fait cesser des attaques au moyen de lavemens glacés. On a prescrit des bains tièdes ou froids; on n'a pas craint de proposer une pratique honteuse. Dans les attaques ordinaires, le mieux est de ne rien faire pour ne pas tourmenter les malades. Le seul moyen qui soit praticable, et qui soulage beaucoup, ce sont les applications d'eau froide ou de glace pilée sur la tête. Lorsque les attaques sont d'une grande violence et ne se terminent point au bout de cinq ou six heures, on doit tirer du sang; la saignée du cou produit quelquefois des effets instantanés.

Le traitement de la maladie éprouve souvent de puissans obstacles. Les causes qui l'ont produite exercent quelquefois encore long-temps leur influence; et, dans tous les cas, cette espèce d'affection jette presque toujours les malades dans un état de mélancolie qui entretient et aggrave les accidens. La médecine n'a point de moyens bien efficaces à opposer à des affections morales profondes et sans cesse renaissantes. Les secours hygiéniques, les moyens moraux, sont souvent plus utiles que les ressources de la pharmacie. Le régime alimentaire est difficile à déterminer; les goûts et les dispositions des malades, à cet égard, varient beaucoup. Des alimens de facile digestion et pris en petite quantité chaque fois, la diète lactée, des boissons aqueuses, doivent former la base du régime. Des malades ont l'estomac fort irritable, et ne peuvent prendre la plus faible quantité d'alimens sans éprouver des étouffemens considérables, des gastralgies; cela arrive surtout aux époques où les attaques sont fréquentes. Dans ces cas, toute la nourriture se compose de lait, de bouillons maigres, de panades claires, de bouillon gras froid, de boissons sucrées. On voit des malades qui se plaignent sans cesse de l'estomac et qui digèrent très-bien les substances les plus indigestes. Les exercices musculaires variés sont très-utiles ; il ne faut pas permettre aux malades de garder constamment leurs appartemens. L'époque menstruelle, lors même qu'elle est régulière, est presque toujours accompagnée de malaise, de maux de tête, et souvent d'attaques plus fortes. Les pédiluves, les bains de siége, l'application de quelques saugsues à la vulve, peuvent faciliter l'écoulement et le rendre plus abondant. Nous avons vu que chez des malades les attaques se manifestaient dans une saison, sous l'influence d'un excès de température, en hiver ou en été, et cessaient dans des conditions opposées ; ne devrait-on pas conseiller alors un changement de climat, de manière que le malade vécût constamment sous l'influence de la même température ? Ces malades sont en général susceptibles, bizarres, préoccupés et tristes ; leur état exige de ceux qui vivent avec eux beaucoup de ménagement, de patience, de douceur et d'indulgence ; on attribue trop souvent à leur volonté ce qui n'est que l'effet de leur maladie. Qu'on se garde surtout de douter devant eux de la réalité de leurs souffrances, de leurs attaques ; de leur dire que ce ne sont que des *vapeurs ;* rien ne les afflige autant. Il est bien important d'occuper l'esprit des malades, de faire diversion à leurs rêveries habituelles et à leurs affections pénibles ; un travail soutenu, facile, interrompu aussitôt qu'il fatigue, des jeux où le système musculaire s'exerce plus que l'intelligence, des lectures agréables, une société choisie, la promenade, sont autant de moyens propres à atteindre ce but. Les malades obligés à travailler pour vivre, dont l'existence n'est point assurée, sont d'autant plus à plaindre que leur position est pour eux une source de chagrins, et qu'ils manquent des forces que nécessitent des occupations pénibles.

Les remèdes actifs doivent être employés avec d'autant plus de ménagement que la maladie est ordinairement de longue durée, et que les malades, naturellement très-irritables, supportent mal les impressions trop vives. On ne doit même pas se dissimuler que, dans beaucoup de cas, il ne se présente aucune indication thérapeutique bien caractérisée, et que le médecin ne peut compter que sur les secours de l'hygiène et les effets du temps. Lorsque toutes les fonctions sont parfaitement régulières dans les intervalles des attaques, et que des essais n'ont produit aucun résultat satisfaisant, il vaut mieux sans doute ne rien faire que de risquer d'ajouter à l'influence de la maladie par des médications empiriques ; il faut laisser les malades vivre avec leurs attaques de nerfs.

Les divers phénomènes qui ont lieu dans le cours de l'hystérie peuvent devenir l'objet d'indications particulières, que nous exposerons à l'article NÉVROSE, des circonstances indépendantes de notre volonté nous empêchant de les présenter ici.

www.ingramcontent.com/pod-product-compliance
Lightning Source LLC
LaVergne TN
LVHW011959160826
845678LV00002B/618

9782329681108